国家癌症中心肿瘤专家答疑丛书

乳腺癌患者护理与家庭照顾

U0334276

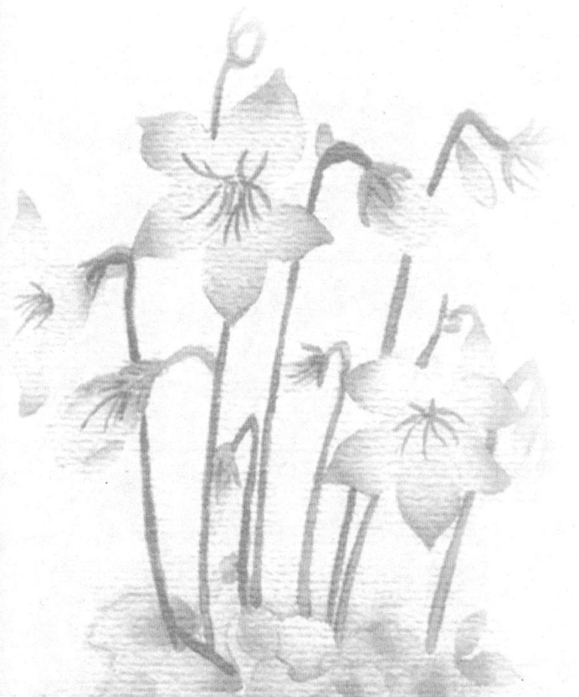

董碧莎◎丛书主编
王仲照◎主编

中国协和医科大学出版社

版权所有，侵权必究。

图书在版编目（CIP）数据

乳腺癌患者护理与家庭照顾/王仲照主编. 一北京：中国协和医科大学出版社，2016. 6
（国家癌症中心肿瘤专家答疑丛书）
ISBN 978-7-5679-0535-1

Ⅰ.①乳… Ⅱ.①王… Ⅲ.①乳腺癌-护理 Ⅳ.①R473. 73

中国版本图书馆 CIP 数据核字（2016）第 066843 号

国家癌症中心肿瘤专家答疑丛书

乳腺癌患者护理与家庭照顾

主　　编：王仲照
责任编辑：田　奇

出版发行：中国协和医科大学出版社
（北京市东城区东单三条 9 号　邮编 100730　电话 010-65260431）
网　　址：www. pumcp. com
经　　销：新华书店总店北京发行所
印　　刷：永清县晔盛亚胶印有限公司

开　　本：710×1000 1/16
印　　张：10
字　　数：96 千字
版　　次：2016 年 12 月第 1 版
印　　次：2021 年 6 月第 5 次印刷
定　　价：42. 00 元

ISBN 978-7-5679-0535-1

（凡购本书，如有缺页、倒页、脱页及其他质量问题，由本社发行部调换）

国家癌症中心肿瘤专家答疑丛书

编辑委员会

顾　　问：

陆士新　孙　燕　程书钧　詹启敏　赫　捷
林东昕　殷蔚伯　余子豪　唐平章　赵　平
王明荣　王绿化　程贵余　周纯武　乔友林
孙克林　吕　宁　李　槐　李长岭　齐　军
徐震纲　孙　莉　吴　宁　吴健雄　李晔雄
王贵齐

丛书主编：

董碧莎

丛书副主编：

徐　波　王　艾　马建辉　王子平　于　雷

分册主编（按姓氏笔画排序）：

于　媛　王仲照　王　凯　王晓雷　吕春梅
寿建忠　苏伟才　郑朝旭　聂红霞　黄进丰

策划编辑：

张　平

国家癌症中心肿瘤专家答疑丛书

乳腺癌患者护理与家庭照顾

主　编：王仲照

副主编：高红霞　梅志红

编　者（按姓氏笔画排序）：

王　宇　乔涌起　任夏洋　刘金英
闫加庆　何　嫚　李国辉　杨　梅
杨芳宇　邹小农　陈　诚　周海燕
贾　贝　董碧莎

前　言

由于癌症已经成为我国常见病、慢性病，有关癌症的预防、治疗和康复等问题涉及越来越多的人群，人们希望得到相关的专业知识，以降低癌症对健康的威胁，减轻癌症对患者身体的损害，尤其是患者及其亲属更希望能够提高治疗效果，使患者早日康复。对于治疗中、治疗后的患者，在与癌症长期的斗争中如何给予他们更多地帮助，是在战胜癌症过程中贯穿始终的重要问题。长期持续的护理、细心科学的照顾，对提高癌症患者的治疗效果、尽早康复或带瘤生活都发挥着积极有效的作用。为此，我们编写了这套丛书，希望能够帮助患者及亲属掌握一些专业知识和技能，为患者在日常工作、居家生活时进行科学有效的服务。

《国家癌症中心肿瘤专家答疑丛书》（以下简称“丛书”），是专门应对癌症治疗和侧重于癌症护理的科普读物。由中国协和医科大学出版社于2014年出版的《国家癌症中心肿瘤专家答疑丛书》——《应对×癌专家谈》，共18个分册，主要侧重于癌症的临床治疗、康复和预防。继而国家癌症中心再次组织肿瘤专家编写了新的分册——《×癌患者护理与家庭照顾》，包括鼻咽癌、喉癌、甲状腺癌、肺癌、食管癌、乳腺癌、胃癌、结直肠癌、膀胱癌和宫颈癌，共10个分册，主要侧重于癌症患者的护理、照顾与膳食。《×癌患者护理与家庭照顾》比较系统地介绍了癌症检查、治疗、康复过程中的护理知识，以及家庭亲友如何对癌症患者更加专业的照顾，是对《应对×癌专家谈》的补充和完善。《应对×癌专家谈》侧重于医疗方面，《×癌患者护理与家庭照顾》侧重于护理方面。

新编分册包括肺癌等十种疾病，每种疾病内容独立成册。编者根据临床工作中患者、患者亲属常常提出的问题，设置了治疗与护理篇、营养与饮食篇、用药篇、心理帮助篇、功能康复篇、日常生活与复查篇等六个部分。丛书以问答形式与读者交流，读者通过目录查找到问题后，就可在书中找到答案。由于对患者护理、照顾的基本原理的一致性和方式上有许多相通，所以不同单册书中的内容也有相同部分，但对于不同癌症的不同治疗护理、照顾都在每一册书中进行了详尽介绍。合理的营养与膳食对增强患者机体的抵抗能力、完成治疗方案、提高治疗效果发挥着重要的作用。根据读者的需求，丛书中的营养部分为患者提供了一些常用的食谱，供患者参考选择。癌症，无论对患者本人还是对于患者家庭都是信心和意志的一个考验，因此，在治疗康复过程中，不可忽视的重要内容是将不断坚定战胜癌症的信心、增强与疾病斗争的意志，作为一项治疗内容同步进行。丛书中的“心理帮助篇”，希望为患者提供一些心理疏导，对患者改善心理状态有所帮助，真诚地希望患者能够尝试书中介绍的方法，积极应对疾病。

丛书的编者是国家癌症中心长期从事一线工作的医生、护士和药学、营养及其他专业的医务工作者，他们将专业知识与实践中积累的经验相结合，秉承科学、严谨、专业特点突出的原则，对丛书的内容、文字反复提炼、细心修改，力求实用、通俗易懂，能够给予读者最实际的指导和帮助。在丛书的编写过程中，编写者都是在繁忙的工作之余，抽出休息时间进行创作，尤其编者中许多是从事护理工作的骨干，她们在每天 24 小时倒班的空隙中挤出时间按时完成书稿的编写，充分表达了她们对患者的真挚爱心。刘金英老师承担了“营养与饮食篇”的编写，精益求精反复修改；李国辉主任组织编写了“用药篇”，编者们用十个月的时间便完成了全部书稿的编写，通过此书将医疗护理工作从医院延伸到了社会、家庭。在此，对他们辛勤的付出表示诚挚的感谢。非常感谢首都医科大学的杨芳宇教授，应邀编写了“心理帮助篇”，运用心理学原理给予患者提供帮助。还要特别感谢孙桂兰、岳鹤群、田守光三位老师，他们的抗癌经验、与病魔斗争的精神，为我们树立了榜样。在丛书编写过程中，策划编辑张平主任，建立微信群、收发书稿，全方位联系参编部门及人员，并参与了公共部分内容的修改，在每一个环节上都付出了艰辛劳动，对她为本套丛书出版做出的贡献致以衷心的感谢。丛书顺利与读者见面，还要感谢中国协和医科大学出版社吴桂梅主任带领的编辑团队，是她们的工作将丛书尽快送到了读者的手中。

作为科普读物，丛书在内容的收集、语言的使用等方面还存在着许多不足，敬请读者多提宝贵意见。

最后，为了更加美好的明天，我们将永不言弃。

董碧莎

2016 年 10 月 15 日

目　录

一、治疗与护理篇

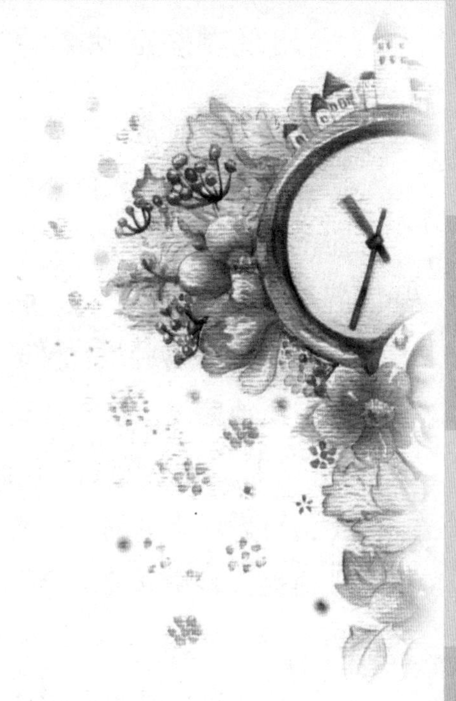

1. 出现哪些症状要警惕乳腺肿瘤？

乳腺肿瘤是女性常见疾病，其中恶性肿瘤严重危害女性健康，所幸乳房是人体外在器官，出现肿瘤性疾病时较易发现，思想上要给予足够重视，定期进行乳房自查，出现以下表现时应引起警惕：

(1) 乳房肿块：是乳腺肿瘤最常见表现，大多为无痛性肿块，质地偏硬，且与月经周期无关。

(2) 乳头溢液：非哺乳期女性出现乳头溢液应引起重视。溢液可表现为单侧或双侧，单孔或多孔；性状包括浆液、乳汁样或血性；其中单侧、单孔非乳汁样溢液与病理性改变的关系更大。

(3) 一侧乳头内陷：非先天性一侧乳头内陷或回缩，且乳头无法牵出应警惕恶性肿瘤可能。

(4) 乳头糜烂或湿疹样改变：乳头及周围皮肤反复出现湿疹、皮肤瘙痒、经久不愈，可能为佩吉特病，属于一种特殊类型的乳腺癌。

(5) 乳房皮肤改变：乳房局部皮肤水肿，并出现橘皮样改变或出现局部皮肤内陷形成“酒窝”表现，应警惕乳腺恶性肿瘤的可能。

2. 出现乳房疼痛是否说明得了乳腺癌？

乳房疼痛是中青年妇女尤其是育龄期妇女最常见的症状，也最易引发其焦虑。但大多数乳房疼痛是乳腺增生症的表现，典型特征是与月经周期有关的周期性胀痛或针刺样疼痛，月经期前加重，月经期后会有不同程度的缓解，但也有部分乳腺增生症表现为无规律的持续性疼痛。乳房突然、持续、剧烈的疼痛，并伴有触痛，有时局部皮肤发热、红肿，应当警惕是否为乳腺感染性疾病，如乳腺炎或乳腺脓肿。乳腺癌属于恶性肿瘤，多表现为无痛性肿块，只在少数情况下，如当癌肿发展到晚期、靠近胸壁的深层肿瘤侵犯胸壁或近皮肤的浅层肿瘤侵犯皮肤时才会引起乳房局部疼痛。

3. 发现乳房肿块需要警惕吗？

发育成熟的正常乳房触诊应为柔软、均质且有弹性，当触诊发现乳房内有肿块时应当警惕肿瘤的可能。不同疾病的乳房肿块有不同的特点，了解乳房肿块的特点有助于早期发现乳腺肿瘤，以下介绍不同乳腺疾病的乳腺肿块特征。

（1）乳腺增生病：肿块形状为圆形或不规则，可多发，呈团块状、结节状或条索状，边界不清，与皮肤不粘连，质地韧，有弹性，有时可随月经周期增大或缩小，多伴有乳房胀痛或刺痛。

（2）乳腺纤维腺瘤：为最常见的乳腺良性肿瘤，发生于一侧或双侧乳房内。多为单发性，部分为多发性。肿块呈圆形或椭圆形，生长缓慢，表面光滑，质地韧，界限明显，活动性好。

（3）乳腺癌：是最常见的乳腺恶性肿瘤，早期为无痛性单发的肿块，多生长迅速，表面不光滑，质地坚硬，弹性差，界限不清，不易推动，后期可与皮肤粘连，出现皮肤酒窝征和橘皮征，可使乳头内缩，乳房挛缩与胸壁固定，甚至溃破，流脓血水或出血不止。

总之，若发现乳房肿块，均属于异常变化，无论大小、性质如何均应立即就诊进一步检查。

4. 出现乳头溢液需要就诊吗?

在非妊娠、哺乳期，挤捏乳头时有液体流出称为乳头溢液，是乳腺疾病的常见症状之一，发生率仅次于乳腺肿块和乳房疼痛。乳头溢液应当从以下几个方面分析：

（1）单侧或双侧：双侧乳头溢液者大多数为多孔溢液，多为全身性疾病所致，非乳腺原发性病变，如垂体肿瘤、内分泌失调等，可由内分泌科专家进行相关检查确诊。单乳头溢液者多为乳腺本身病变，最常见的是导管内乳头状瘤、乳腺囊性增生病、乳腺导管扩张症等，少数是乳腺癌。

（2）溢液的性状：如溢液为乳汁样，且多为双乳头溢液，常见于垂体前叶功能亢进综合征、口服避孕药物后等。如溢液为混浊脓性液，则见于乳腺炎、乳腺脓肿。有的溢液稀薄如水状，称为水样液。可见于导管内乳头状瘤、囊性增生病、乳腺癌患者。有的溢液为淡黄色，常见于导管内乳头状瘤、囊性增生病、导管扩张症。有的溢液呈鲜红色、浓茶样、咖啡样、棕褐色或暗红色均属血性溢液，多是导管内乳头状瘤或导管癌的最早症状。

（3）伴随症状：如伴有乳腺灼热、肿胀、瘙痒，则可能为乳腺导管扩张症或浆细胞性乳腺炎。年龄在40岁以上者要警惕乳腺癌的可能。

5. 乳腺增生会癌变吗？

乳腺小叶增生以中青年妇女多见，常表现为乳腺组织增厚，结节感，有时伴疼痛，月经来潮前加重，主要是体内雌激素及孕激素不平衡造成的。

小叶增生可分为单纯性小叶增生、囊性小叶增生及腺性小叶增生。约95%的增生为单纯及腺性小叶增生。单纯性小叶增生一般不会癌变，只有部分伴乳腺导管不典型增生者有可能癌变。

乳腺增生患者应定期做自我检查或去医院检查，以及时发现病情变化。对可疑的患者应及时进行手术活检或微创穿刺**活检**，以获得病理学诊断。

6. 乳腺癌的治疗方法有哪些？

现代医学认为，乳腺癌是一种局部器官（乳腺）原发的全身性或潜在全身性恶性疾病。随着治疗技术的不断进步与丰富，乳腺癌的常用治疗手段包括以局部治疗为主的手术切除、放射治

活检：即活体组织检查，又称外科病理学检查。是指应诊断、治疗的需要，从患者体内切取、钳取或穿刺等取出病变组织，进行病理学检查的技术。

疗以及以全身治疗为主的化学治疗、内分泌治疗和靶向治疗。虽然治疗手段众多，但有比较严格规范的治疗原则，各种治疗手段如同一支军队中的不同军种，在战斗中各个军种不但有其独特的作用，更重要的是各军种间要有机地协调、配合。因此，乳腺癌各治疗手段的合理使用，一是强调治疗的综合性（多种手段协调应用），二是强调治疗的个体化，即根据不同病情的精准化治疗（各种治疗手段在指征、时机、剂量上的合理选择）。乳腺癌的治疗不但专业性极强，而且随着科学的不断进步，其治疗模式也在不断地更新与完善。总的来说，对于大多数尚属于临床局限期的患者，应当采用以手术等局部治疗为主的综合治疗模式，而对于已出现临床可见远处转移的晚期患者，应当以化疗等全身治疗为主的综合治疗模式。

7. 如果确诊乳腺癌后医生不建议手术，是不是说明癌症发展到晚期了？

乳腺癌不建议手术的原因除了分期较晚（局部晚期和远处转移）外，还可能是因患者高龄、身体一般情况差或存在重要器官功能低下而不能耐受手术等原因。所以并不是不能手术就说明癌发展到晚期了。

8. 乳腺癌晚期还能做手术吗？

以往观念认为有远处转移的晚期乳腺癌的生存期主要取决于

转移灶的发展程度，因此晚期乳腺癌是没有手术机会的。但随着全身性治疗水平的提高，部分晚期乳腺癌病人可获得较长时间生存。研究显示，对于原发灶可切除的转移性晚期乳腺癌病人，在全身病灶控制好的前提下进行乳房原发灶的切除，有利于延长患者生存期。理由如下：首先，乳腺癌综合治疗效果较好，即使不能完全消灭远处转移灶，但转移灶控制稳定，可通过手术、化疗、内分泌治疗使患者能有较长的生存期；其次，切除局部病灶，能降低瘤负荷，降低了以局部病灶作为源头继续向远处播散的可能。因此如果化疗、内分泌治疗、靶向治疗等全身性治疗有效，远处转移也有好转趋势，可考虑做乳腺癌原发灶的切除。

9. 乳腺癌手术前必须要进行穿刺活检吗?

随着治疗方案的不断完善，乳腺癌的治疗越来越强调规范化与个体化，不同病情的乳腺癌患者，应当制订各不相同的个体化治疗方案，对不同患者也可采取不同的手术方案，而制订个体化治疗方案的重要依据之一是乳腺癌的病理诊断。因此，乳腺癌患者在治疗前均应获得组织学或细胞学确诊（少数特殊表现无法术前取活检者除外）。与传统的手术切除活检术中冰冻诊断相比，术前穿刺组织学或细胞学活检已成为乳腺癌治疗前病理学诊断的金标准，穿刺活检不但具备创伤小、并发症少的优点，而且其诊断效率明显优于术中冰冻病理检查，有利于手术方案的选择与实施。截至目前的科学研究证实穿刺活检并不增加乳腺的远处转移风险。

10. 乳腺肿块穿刺活检后需要加压包扎吗?

因为乳腺肿瘤一般血运丰富，穿刺活检后若不进行及时加压处理，可能会出现渗血、淤血等情况，所以在进行乳腺穿刺活检后，应对局部进行加压处理。对于细针穿刺细胞学活检者，穿刺后对局部进行 20~30 分钟加压即可，而对于核芯针穿刺组织学活检患者，穿刺后应以无菌敷料加压包扎 24 小时。无论是细针还是核芯针穿刺后，患者当日均应避免剧烈运动与洗澡，以免局部出血及感染。

11. 做穿刺活检会造成癌细胞转移吗?

很多患者有一种错误的观点，即乳腺癌穿刺会造成或促进肿瘤入血，从而导致乳腺癌发生转移，因此在治疗前不愿做穿刺活检。

其实这是一种错误的认识，因为乳腺癌本身就是一种血管丰富的恶性肿瘤，不但肿瘤内血运丰富，癌细胞本身缺乏黏附性，极易脱落入血，而且恶性肿瘤天生具备侵犯血管进行迁移的能力。所以人体血液循环中，尤其是恶性肿瘤患者血液循环中每天都有一定量的肿瘤细胞，即使正常人也会有部分癌变的细胞进入血液循环。肿瘤患者通过穿刺针带出来的肿瘤细胞非常少，远远不及肿瘤自行脱落入血液循环中的数量，因此肿瘤穿刺并不增加恶性肿瘤入血的风险。

另一方面，恶性肿瘤的转移是一个非常复杂的过程。首先，人体对恶性肿瘤有一定的免疫力，人体免疫系统会在一定程度上不断识别并清除肿瘤细胞；其次，恶性肿瘤细胞在远隔器官发生转移也需要黏附、定植、增殖等过程，在这一过程中也可能会被免疫系统清除或无法生长，因而恶性肿瘤细胞入血并不必然引发肿瘤转移。

总之，乳腺肿瘤穿刺活检是安全的，在美欧已成为乳腺癌治疗前标准活检方式，至今尚无穿刺促进乳腺癌转移的报道。

12. 乳腺癌患者如合并其他疾病需口服多种药物，术前如何调整?

肿瘤患者老年人较多，常同时有多种慢性疾病，平时需服药治疗。如术前长期服用抗凝药，应在术前至少停药 1 周，避免术中、术后渗血；术后若无出血风险，则一般术后两天可恢复用药。高血压患者为避免术中血压波动，可在手术当天早晨用一小口水服药，这样有利于维持术中、术后的血压平稳，减少心血管并发症。术前口服降糖药的糖尿病患者，术后通常使用皮下注射或静脉注射短效胰岛素控制血糖。

13. 乳腺癌手术一定要切除乳房吗?

很多乳腺癌患者在手术前经常有这样一些想法：“先保命，不保乳房”，“保乳治疗容易复发，切除乳房更干净、更彻底”，

"保乳可能有复发的可能，还是切除乳房更好"，其实这些都是过时的观点。

不可否认，乳房切除仍是国内最常用的手术方案，单从控制肿瘤的角度出发，适用于大多数乳腺癌患者。但在欧美等发达国家，乳腺癌保乳手术已经占到乳腺癌手术的一半以上。随着我国乳腺癌早诊率的提高以及治疗手段的丰富，在中大型医院开展保乳手术治疗已具备技术条件；随着患者对生活质量的重视，乳腺癌保乳手术有越来越多的需求；随着越来越多的医院成功开展乳腺癌保乳治疗，乳腺癌保乳手术在国内已具备较好的安全性。国外的某些研究甚至认为早期乳腺癌患者接受保乳手术加放疗的方案，能获得比乳房切除更高的长期生存率。

另一方面，虽然手术创伤大大减少，保乳治疗不是简单的不切除乳房，而是比乳房切除更精致、更复杂的标准流程的"保乳手术"，需要在中大型或专科医院开展，首先要有专门的影像科、乳腺外科、病理科、放疗科、内科的协作配合；其次，保乳手术要求标准化流程，而不是随便切一下的简单手术。手术的全过程更需要手术医生精心设计、细心解剖、耐心等待，以保证治疗的科学性与安全性。

14. 保留乳房手术后需要放疗吗?

首先应当明确乳腺癌保乳治疗的含义，保乳治疗并不是简单地进行乳房局部切除手术的治疗，而是一套完整科学的治疗模式。乳腺癌保乳治疗主要包括两部分：标准化的保乳手术治疗与术后放射治疗，对于绝大多数乳腺癌保乳患者来说二者缺一不可。因为单纯乳腺癌保乳手术后最大的问题是局部复发，可高达30%左右，术后放疗可将局部复发降至7%~10%，疗效与切除乳房手术约5%的局部复发率接近。

15. 乳房切除后会影响上肢活动吗？

从解剖上讲，乳房位于胸大肌与胸小肌的表层，叶尾部紧邻腋窝，因此上肢的运动不可避免要带动乳房的活动。反过来讲，乳房切除手术后的局部瘢痕形成会对上肢运动有部分影响，但切除胸大肌与胸小肌的手术方式早已废弃，所以单纯乳房切除手术不会对上肢运动造成明显损害。

另一方面，绝大多数乳腺癌患者除了要进行乳房手术，还需要进行同侧腋窝淋巴结的活检或清扫手术，腋窝手术中肩关节周围结缔组织所受的创伤以及手术后的瘢痕形成明显影响肩关节的运动功能，尤其是肩关节的外展幅度。

虽然前哨淋巴结手术的开展大大减少了腋窝组织的损伤以及

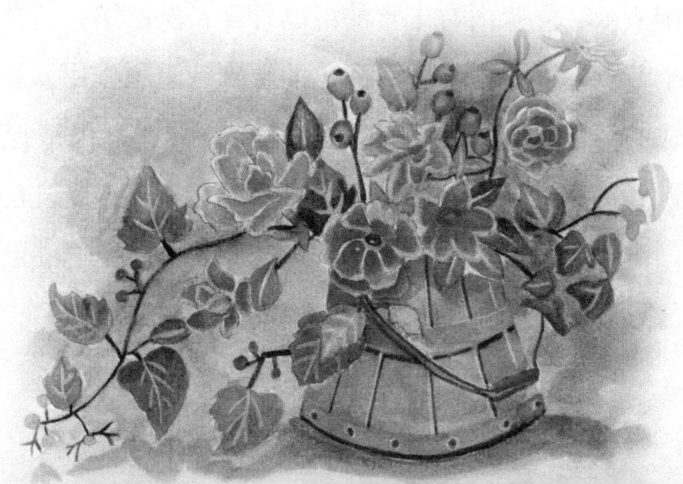

腋窝瘢痕组织的形成，从而减轻了术后肩关节活动的损伤，但对于存在腋窝淋巴结转移的乳腺癌患者仍需要做创伤更大的腋窝淋巴结清扫手术，而且部分患者的术后放疗也会进一步加重肩关节周围组织的损伤。乳腺癌术后上肢的运动障碍仍是常见的并发症之一。因此，乳腺癌术后患侧上肢科学性的康复性锻炼是乳腺癌患者应当掌握的重要内容。

16. 什么是前哨淋巴结活检手术?

经淋巴道转移是乳腺癌最常见的转移方式，最常见的淋巴转移部位是同侧腋窝淋巴结。腋窝淋巴结的状况是判断乳腺癌预后和指导辅助治疗的最重要指标。在前哨淋巴结技术发明以前，腋窝淋巴结清扫术一直是浸润性乳腺癌手术治疗的必要部分，对病情和预后判断以及术后辅助治疗的选择均有十分重要的作用。然而，腋窝淋巴结清扫术会带来许多近期和远期并发症，如上肢淋巴水肿、疼痛、肩关节活动障碍、麻木等，严重影响了患者术后的生活质量。

下面先给大家介绍一下什么是前哨淋巴结:

如图所示，乳腺内有丰富的淋巴管网，淋巴结是这个网络中的一个个节点，对肿瘤细胞有一定的暂时性阻隔作用，在乳房组织内形成的淋巴液约75%流向同侧腋窝方向，淋巴液流至腋窝时会依次经过一站站的淋巴结，在这一过程中，接受乳房淋巴液的第一站淋巴结（可以是一个或多个）即称为前哨淋巴结，同时也是原发肿瘤发生淋巴转移所必经的第一站淋巴结。

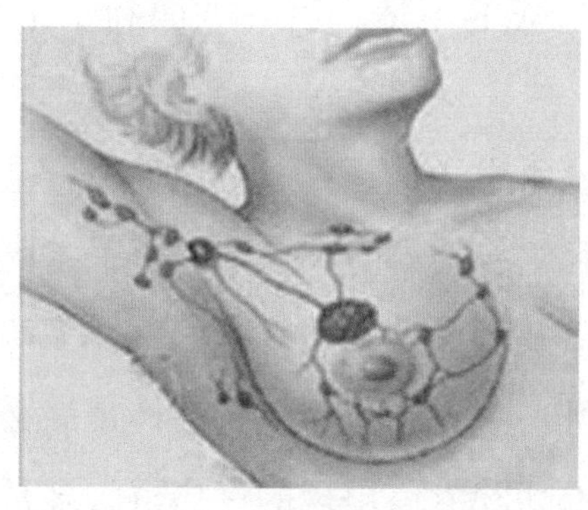

操作方法：手术前在乳晕或肿瘤周围注射示踪剂（主要包括放射性核素标记的大分子胶体及有色染料两类）。手术时在腋下做一小切口，寻找吞噬了示踪剂的第一站淋巴结，即前哨淋巴结，将其切除进行病理学化验，若病理检测发现前哨淋巴结内有癌细胞转移（阳性），则需做腋窝淋巴结清扫手术；若病理检查未发现癌细胞转移（阴性），则无需做腋窝淋巴结清扫手术。

前哨淋巴结活检术的临床应用使腋窝淋巴结没有转移的乳腺癌患者免做腋窝淋巴结清扫手术，不但避免了腋窝清扫手术带来的腋窝组织损伤，而且避免或减轻了相应的手术并发症，如上肢淋巴水肿、上肢活动障碍、腋窝积液等。

17. 乳腺癌手术后需要安置“镇痛泵”吗?

这需要从“镇痛泵”的临床作用、安置“镇痛泵”的必要性以及“镇痛泵”的潜在副作用来综合考虑。

首先，术后镇痛泵就是一种工具，它使镇痛药物在血浆中能保持一个稳定的浓度，从而达到术后持续镇痛的目的。一方面减轻术后刀口疼痛造成的不适，另一方面利于术后患者早期恢复活动。

其次，乳腺癌手术尤其是乳房全切手术，是一种体表破坏性手术，在切除乳腺组织的同时，也切掉了手术区域感觉神经的末段，手术后的切口及创面是感觉麻木的，并无明显痛感，因此乳腺癌手术尤其是乳房全切手术后无持续性镇痛必要。即使因留置引流管或乳房局部切除术后出现的疼痛也大多是一过性的，通过1~2次注射镇痛药即可。

第三，“镇痛泵”并不是没有副作用的，因“镇痛泵”持续性向血管内注射镇痛药物，可能引发许多副作用，尤其是在患者术后疼痛不明显的情况下，其副作用表现得更加突出。常见副作用包括恶心、呕吐，严重影响进食；还会出现嗜睡，精神萎靡不振，尤其是老年及体弱病人嗜睡的程度更重；局麻药、阿片类药还有可能引起尿潴留。

因此，从必要性及安全性角度综合评估，“镇痛泵”不适合乳腺癌术后患者。

18. 乳腺癌术后如何对伤口进行观察和护理?

（1）乳房切除术后为使患者皮瓣紧贴胸壁，需要使用胸带加压包扎。包扎松紧要适宜，以伸进一指为宜。术后注意观察患肢皮肤颜色、温度、脉搏是否与对侧相同，有无呼吸困难、上肢

阿片类药物：包括阿片、吗啡、可待因、复方樟脑酊和罂粟碱等，以吗啡为代表。

麻木感。如患肢皮肤温度低、脉搏减弱、皮肤青紫，应查看是否包扎过紧并及时通知医生。

（2）术后保持引流管通畅，持续负压吸引，充分引流伤口渗液及皮下积液，注意观察引流液的颜色、性质及量。若发现有血性液、脓性液或引流液数量突然变化应及时通知医生。

19. 乳腺癌手术后都需要带引流管吗？术后带引流管需要注意哪些问题？

乳腺癌手术后在患侧的胸部及腋下经常会见到引流管，它的作用是什么呢？因为乳腺癌根治术创面较大，不管是乳房切除还是腋窝淋巴结清扫手术，手术后都要残留较大的空腔，空腔的表层是一层较薄的皮肤组织（皮瓣），但伤口的愈合不仅是切口的愈合，还包括皮瓣最终与基底组织的贴合与愈合。术后由于空腔的存在，淋巴管断端可使淋巴液积聚在皮下，手术时的渗血亦可同时积聚在皮下，组织间的静水压以及创伤后的炎症渗液都会聚集在皮下空腔中。因此，必须放置引流管，用持续的负压吸引，这样就不断吸出积聚的渗血、渗液，使皮瓣紧贴创面，有利于伤口的愈合，防止皮瓣的坏死和感染。

带引流管期间，应当注意以下问题：

（1）保持引流管的畅通，经常挤压引流管，防止血块堵塞，防止引流管受压、扭曲等。

（2）卧位时，翻身的幅度不宜过大，以防引流管滑脱。

（3）每日定时清除负压引流瓶中的液体并记录引流量，为将来确定拔出引流管的时机提供数据。

（4）倒出负压引流瓶中引流液操作时要夹闭引流管，以免引流管中残液体回流体内造成感染。

（5）拔除引流管后，少数病人还会有积液产生。少量积液可用针筒吸出并做局部加压包扎，积液较多时需再次引流，经处理后伤口都会良好愈合。

20. 手术后带引流管回家应注意什么？

（1）引流管妥善固定保持通畅，以免引流管受压、扭曲、打折及脱落。

（2）引流管长度以患者床上翻身有余为宜，防止引流管脱出。如引流管不慎脱出，应及时就诊，给予处理。

（3）负压鼓保持半瘪为宜。如负压鼓膨胀，请及时返回医院查找原因给予处理。

（4）引流液应每天定时倾倒，倾倒是要注意夹闭引流管并记录 24 小时引流量。

（5）引流量每小时超过 100 毫升提示有活动性出血，应立即报告医生及时处理。

（6）引流量一般术后 1~2 天比较多，以后逐渐减少。引流液由血性逐渐变为淡黄色。引流管一般放置 3~5 天。引流液颜色变淡，24 小时引流液小于 10 毫升，局部无积血、积液，可考虑拔管。

（7）患者下床活动前，应注意将引流鼓上的别针从床上取下，将其别在上衣口袋处以免引流管牵拉脱出；注意保持引流管及引流鼓的位置始终低于引流管出口处，以防止逆行感染。

（8）按要求定时到医院换药。

21. 带引流管回家每天要倒引流液吗？引流液是否一点没有才可拔管呢？

每天需要定时倾倒引流液，比如说每日早7点。并且要记录每日的引流量，待下次换药时将记录的数据交给医生，以便医生判断是否可以拔出引流管。24小时引流液小于10毫升，局部无积血、积液，即可考虑拔管。

22. 乳腺癌患者术后为什么会发生皮下积液？

皮下积液是乳腺癌手术后最常见的并发症，由于乳腺癌手术中游离的皮瓣面积比较大，形成大范围空腔，表层皮肤和基底肌肉之间无法完全粘在一起，而出现上述的情况。所以有时这些并发症都是不可避免的。增加皮下积液风险的术后因素包括引流管堵塞、打折，负压引流鼓漏气造成引流不畅，局部皮瓣坏死后无法与基底的肌肉愈合，局部感染，患侧肩关节活动过大造成皮瓣无法固定等。

乳腺癌术后减少皮下积液的常用方法包括创面持续负压引流，创面局部加压包扎、患肢肩关节制动以保持皮瓣良好的固定等。

23. 术后出现皮下积液是不是件很麻烦的事？能治好吗？

皮下积液是乳腺癌根治术后常见的一种并发症，国外文献报道其发生率为10%~30%。皮下积液处理不当，也是导致皮瓣坏死的一个原因。皮下积液发生的常见位置是锁骨下方皮瓣下、腋窝及前胸壁低位皮瓣下。

临床表现为积液部位肿胀，有波动感，穿刺有积液；腋窝积液时可合并上肢肿胀；积液量多时，可见大范围皮瓣漂浮。

导致皮下积液的原因很多，除了手术与患者愈合能力等原因外，术后最常见的原因包括：

（1）引流不通畅：如引流管太细、引流管位置不当、引流管侧孔不合适，术后未能及时合理挤压引流管，导致血凝块堵塞管腔；术后负压吸引器漏气或负压太小；敷料包扎过松、留有死腔等。因此应随时观察负压吸引是否有效，敷料包扎松紧是否适当，术后要经常挤压引流管，保持其通畅，术后24~48小时尤为重要。术后3~4天可换药，观察皮瓣情况。

（2）引流管拔除过早。引流通畅时，24小时总引流量小于10毫升时可拔管，可分次或者一次全部拔除2根引流管。拔管时间一般为术后5~7天，必要时可根据情况延长带管时间。拔管后，少量积液经穿刺抽液后多可治愈。如引流量仍较多时，可拔除引流管，改为自然引流，可扩大原切口或另做切口放置橡皮引流条。积液时间较长的患者，创腔内纤维组织形成者，要去除纤维组织，保持创面新鲜，局部敷料加压后多可治愈。

24. 乳腺癌手术后局部加压包扎要用到什么时候？

对于乳腺癌乳房全切患者，术后皮下积液是最常见的并发症，除了要留置引流管对创面进行持续性负压引流以外，创面加压包扎、固定皮瓣也是一项重要的措施，应用弹力绷带缠绕胸壁并穿戴弹力背心是一种较方便且有效的方法。在经过一段时间的换药后引流液量减少，拔除引流管后确定皮瓣已与胸壁愈合，无皮下积液后即不再需要弹力背心与弹力绷带加压包扎了。

25. 乳房切除术后什么时候拆线？

乳腺癌手术后切口缝线的目的主要为对齐拉合切口处皮缘，使切口处皮肤在无张力状态下生长愈合。术后定期换药的主要作用之一就是观察切口愈合情况，因为乳腺癌术后皮瓣的血运都会受到不同程度影响，且有些患者的皮肤张力大，所以乳腺癌术后拆线时间偏晚。拆线早了，即使当时看伤口已经愈合了，但还有裂开的可能。根据具体情况，大多数患者拆线时间通常需要10~14天。

26. 什么是皮瓣坏死？

皮瓣坏死是乳腺癌手术后常见的并发病，表现为手术后24

小时即见缺血的皮肤变苍白，逐步呈发绀色水肿，表面有小水泡。3~7 日后坏死区域的界限逐步清楚，皮肤渐渐呈黑色硬痂状。

皮瓣坏死的原因很多，主要包括：乳腺癌手术常需切除较多的皮肤，造成皮肤缺损较大，皮瓣缝合时张力过大；乳腺癌手术要求尽量切除乳腺组织，剥离皮瓣时会不同程度损伤皮瓣的血供；由于皮下积液时也会造成皮瓣的缺血坏死，为避免积液给予适当的包扎等措施将有助于减少皮瓣的坏死；有时加压包扎也会影响皮瓣血运。

假若发生皮瓣坏死，在坏死区域界限明显后可将坏死皮瓣去除，重新缝合；如切口边缘性坏死面积小于 2 厘米，在清创后予以湿敷换药常可自行愈合。

27. 乳腺癌患者手术需要用抗生素吗?

乳腺癌患者手术是无菌手术，属于 I 类切口，所以一般不需要使用抗生素。但对于手术创面较大，手术持续时间较长者，以及术前化疗、一期乳房重建、输血、肥胖、吸烟、合并糖尿病等高危因素患者，术前预防性应用抗生素能有效降低乳腺癌手术后手术部位感染率。

另一方面，术后创面愈合是一个相对漫长的过程，尽管手术本身是清洁切口，但人体皮肤即是一个富含细菌的器官，尤其在夏季，汗液更增加了感染的风险。所以乳腺癌手术后仍有感染的风险，在发生感染后一方面需做换药清创处理，同时也需要适当应用抗生素抗炎治疗。

28. 乳腺癌患者手术后如何减少感染风险？

乳腺癌患者手术后创面及切口愈合是一个较漫长的过程，虽然术后感染发生率不高，但一旦发生感染，会进一步延迟创面的愈合。

为减少术后感染，应注意以下几方面的问题：

（1）手术前的饮食：应给病人高热量、高蛋白质、高维生素的饮食，使患者能有更好的体力来应对接下来的手术；如果患者较胖，则应该多吃高蛋白质、低热量、低脂肪的食物。

（2）手术后的饮食：乳腺癌患者手术后在第二天即可恢复正常饮食。患者要忌辛辣刺激饮食，因为辛辣刺激的食物会影响伤口的愈合；而过烫、过凉、过咸的食物对消化道黏膜的损伤大，不利于营养素的吸收。还要多补充蛋白质和维生素。

（3）引流管的护理：最主要的是要始终保持引流管的通畅与负压吸引的保持，在每日清理负压瓶中的液体操作过程中要夹闭引流管，以免引流管中的残留液体倒流回体内。

（4）日常活动：保持适当的居家活动，一定要避免到超市、商场等人多且不洁净的环境中。尽量减少出汗，尤其在夏天，因汗液中富含大量细菌，极易引起感染。

（5）定期换药清洁伤口：根据医嘱定期返院换药，以观察创口愈合情况，确定拆线与拔除引流管的时间。术后要保持伤口干燥，如果家属或患者发现伤口渗血或渗液过多、污染敷料，应通知医生及时更换敷料，防止伤口感染。如果发现患者的手术切口长期不愈合，应到医院在无菌条件下行伤口切开治疗，以清除伤口内的异物，促进肉芽组织的生长，使切口愈合。在手术后，应为患者提供良好的环境，不要让过多亲友探视，以避免了交叉感染。保证患者有充分的休息和睡眠，必要时可以应用镇静剂。

29. 乳腺癌患者手术后可以侧身睡觉吗?

乳腺癌患者手术后可以侧身睡觉。在手术后早期（伤口尚未愈合时），患者都应向健侧侧身睡觉，以免对创面造成不适当的压迫。在伤口愈合后则应区别对待，对于未行腋窝淋巴结清扫的乳腺癌患者（包括未做腋窝手术以及仅行腋窝前哨淋巴结活检术），可侧向任意一侧睡觉。而对于接受腋窝淋巴结清扫的乳腺癌患者，则应避免向患侧侧身睡觉，因为腋窝淋巴结清扫手术患侧上肢应当避免受压，以免引起或加重上肢淋巴水肿。

30. 乳腺癌患者术后起床时是否可用患肢支撑床铺?

乳腺癌患者术后早期患侧上肢应当适度制动，尤其是应避免外展动作以及用力。而起床的动作主要靠外展的动作以及需要用力较大，所以乳腺癌患者术后起床不可用患肢支撑床铺。

31. 乳腺癌腋窝淋巴结清扫术后是否患侧手臂就“废”了?

患侧上肢外展功能受限与淋巴回流障碍造成的上肢淋巴水肿是乳腺癌腋窝淋巴结清扫术后最常见的两个并发症，如术后未能进行科学的肢体功能康复锻炼，可能会明显影响患侧上肢功能。因此，患者术后按时进行功能康复操训练是很重要的，具体内容见“功能康复篇”。

32. 乳腺癌手术后多长时间能拿到“大病理”?

患者俗称的“大病理”实际上是指常规石蜡病理报告，此过程需要病理医师对手术标本进行包括巨检、取材、包埋、制片、染色等制作全过程，而且乳腺癌肿瘤标本尚需进行多项免疫组织化学染色，最后再由至少两级医师读片并生成报告，所以时间较长，一般术后需要 7 个工作日左右的时间。

33. 乳腺癌手术已做完，病理结果还重要吗?

乳腺癌患者手术前的病理学检查或细胞学检查主要目的是定性诊断。手术后的病理检查属于定量诊断，对于乳腺癌患者具有十分重要的意义，不但是其肿瘤分期的最准确方法，而且术后病理结果是指导患者进行综合治疗的重要依据。

34. 乳腺癌患者手术后患感冒可以吃感冒药吗?

乳腺癌手术是一种体表手术，对患者消化吸收功能没有任何影响。手术麻醉完全恢复后即可正常进食及口服药物（包括感冒类药物），只是在使用时注意观察有无药物配伍禁忌及服药后的反应。

35. 乳腺癌患者术后何时可以坐飞机?

一般情况下，只要伤口拆线之后，就说明伤口已经基本愈合，这时患者是可以根据身体的情况乘坐飞机等交通工具的，并不会对身体健康造成影响。

36. 乳腺癌患者在治疗期间可以进行性生活吗?

乳腺癌患者在治疗期间应减少性生活的次数，尤其在术后不久或放疗、化疗期间患者体质虚弱、免疫功能受到抑制，容易引起感染，不宜进行性生活。若过性生活时也要动作轻柔及适度，尽量避免挤压胸部。性生活之前可适当多喝水，在性生活后几分钟排尿可以清除引发泌尿生殖系统感染的细菌。病情稳定且体力逐渐恢复后再恢复规律的性生活。

37. 乳腺癌手术伤口愈合后可以洗澡吗?

在乳腺癌刚做完手术不久，可以用热毛巾清洁除伤口以外的身体其他部位。在伤口完全愈合并拆线后，对于大多数愈合顺利、未出现伤口并发症的患者，术后 1 个月左右就可以洗澡了，但是局部不应该浸水时间过长或用力揉搓伤口部位的皮肤，毕竟局部刚愈合伤口皮肤较薄。洗澡后可用医用酒精局部消毒伤口，防止感染。

38. 乳房切除术后手术区域皮肤感觉发“木”，是正常的吗?

乳腺癌的乳房切除手术是一个创伤面较大的体表手术，需要将乳腺组织从其表面皮肤上完整剥离，而其表面皮肤大部分需要留下以覆盖创面，手术对剩余皮肤的厚度是有一定要求的。在手术过程中，剩余皮肤上的绝大多数感觉神经将不可避免地被切除，而神经的损伤是永久性的、无法再生，乳房切除术后的胸壁皮肤感觉是迟钝的，且无法恢复。因此，虽然存在一定个体差异，但几乎所有患者都会有手术区域皮肤“麻木”的感觉。所幸，这并不是严重的并发症，对健康没有太多影响，虽然刚手术后感觉明显，但随着时间延长，大多数患者会逐渐适应这种“木”的感觉。

39. 乳房切除后有什么办法可以弥补自身形象?

伤口愈合结痂脱落前可佩戴临时轻软（海绵）义乳，待伤口愈合结痂脱落（手术 4 周）后可佩戴硅胶义乳。另外，还可通过乳房重建术恢复乳房外观，使身形恢复。

40. 乳腺癌手术的同时是否可以进行乳房重建?

专业医生在术前对病情充分评估后，部分乳腺癌患者可以在乳房切除手术的同时接受乳房重建手术，也就是我们所说的即刻乳房再造术。即刻乳房再造的优点包括：①患者未经历乳房缺失的心理压力；②保留了乳房的下皱襞，重建乳房美容效果良好；③乳房切除与重建一次完成，减少了两次手术的创伤和费用。

41. 乳房重建术后健侧乳房需要塑形吗?

一般情况下重建的乳房与健侧乳房对称。但个别情况下，如健侧乳房发育不良，乳房过大、过小、下垂明显，可根据患者的意愿对健侧乳房进行塑形。

42. 乳房重建术后穿着塑身衣的作用是什么?

术后穿着弹力塑身衣以固定乳房并对乳房塑形，减少切口张力，预防重建乳房下垂变形，防止重建乳房的移位。

43. 即刻乳房重建影响乳腺癌术后辅助治疗吗？

选择乳房再造手术前，患者应充分了解手术对后续治疗可能造成的影响。如果重建的乳房源于自体组织，它不会影响放疗、化疗、内分泌治疗，也不会影响术后复查。但如果选择硅胶假体有可能因放疗导致包膜挛缩、变形。因此，对预计需要术后放疗的患者应选择自体组织移植或延期假体乳房重建。

44. 乳腺癌内科常用治疗手段有哪些？

乳腺癌内科治疗手段包括化学治疗、靶向治疗、内分泌治疗，均属于全身性药物治疗，具体用药方案要依据肿瘤病理检查结果而定。

45. 什么是化疗？

化学治疗简称化疗。正常细胞都以一定的规律分裂和繁殖，癌症细胞的分裂失去控制，繁殖迅速，形成肿块。化疗药物能破坏癌细胞的分裂和自身繁殖，使其受破坏而最终死亡。化疗可使肿瘤收缩，患者症状减轻，延长寿命。

46. 什么是新辅助化疗?

新辅助化疗（NC 或 PcT）是指在恶性肿瘤局部实施手术或放疗前应用的全身性化疗。新辅助化疗后可使大部分原发性乳腺癌体积明显缩小，用于进展期乳腺癌可以提高其切除率，对早期乳腺癌可提高选择保留乳腺术式的机会。此方法在留住健康的前提下也留住美丽，为患者今后身心双方面的康复创造有利条件。

47. 什么是化疗周期?

考虑药物对肿瘤细胞的杀伤力、药物的毒性对肿瘤增殖期的影响，在制订化疗方案时会针对肿瘤类型、患者的耐受力等，选出最佳化疗时间为一周期。

48. 什么是化疗间歇期?

乳腺癌一个完整的化疗方案要分几个周期进行，一个周期为14~28 天不等。在每个周期中用药时间一般为 3~5 天，其余时间则称为化疗间歇期。

49. 怎样理解化疗方案?

化疗方案是医生综合考虑癌症的种类、发病部位、扩散范围、患者的年龄及健康状况等因素后制订的化疗计划。化疗方案通常分几个疗程进行，每个疗程从4~8个周期不等。一个周期14~28天不等。

50. 患者在化疗前应做好哪些准备?

化疗前应遵医嘱做一些检查，如血常规、肝肾功能、心电图、肿瘤标志物等检查。注意准确测量身高、体重，因为化疗药物剂量是根据身高、体重、体表面积计算出来的。保证身体状况良好（无感染），消除患者紧张焦虑情绪。

51. 化疗药物有哪些抗癌机制?

正常细胞都以一定的规律分裂和繁殖。化疗药物能破坏癌细胞的分裂和繁殖，使其受破坏而最终死亡。化疗药物可以分为以

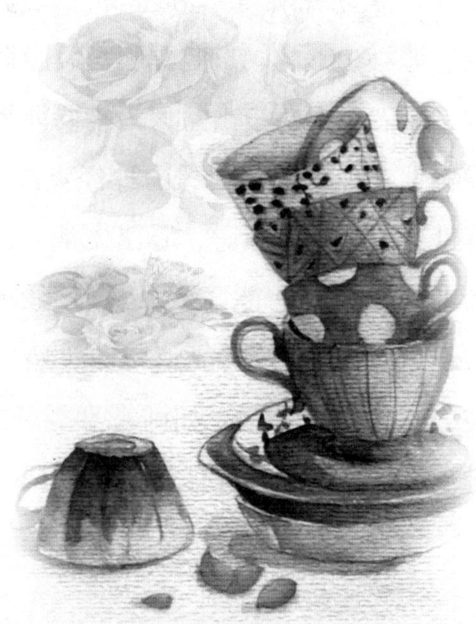

下两种：

（1）细胞周期非特异性药物：可以杀伤处于各种增殖状态的细胞，此类药物在大分子水平上直接破坏 DNA 的双链，与之结合成复合物，因而影响 RNA 转录与蛋白质的合成。

（2）细胞周期特异性与时向特异性药物：此类药物只能杀死处于增殖周期中的细胞，在小分子水平上阻断 DNA 合成，因而影响 RNA 的转录与蛋白质的合成。

52. 化疗药物有哪些特点?

化学治疗药物在杀伤肿瘤细胞的同时，也杀伤正常组织细胞，尤其是杀伤人体中生长发育旺盛的血液、淋巴组织细胞等。因此表现出一系列毒性反应，多数毒性反应是剂量限制性或使用的直接原因，大致分为近期毒性和远期毒性两种。近期毒性又分为局部反应（如局部组织坏死、静脉炎等，包括阿霉素类、长春新碱类、紫杉醇、氟尿嘧啶等）和全身性反应（包括消化道反应：食欲减退、恶心、呕吐、口腔黏膜炎、腹泻等；造血系统毒性：骨髓抑制，重者引发感染出血，为主要死因；免疫系统毒性；皮肤和黏膜毒性；神经毒性：周围神经炎或中枢神经毒性；肝损伤；心脏毒性：心脏功能障碍、心律失常、心肌炎、心包炎等；肺毒性：肺纤维化；肾功能障碍及其他反应，如听力减退等）。远期毒性反应主要是生殖功能障碍和致癌、致畸等。另外化疗药物对输注的时间要求性强，如阿霉素类药物需快速静点，紫杉醇要求静脉滴注 3 小时，因此速度由护士调节，患者不要自行调节。一些化疗药对保存的条件也有严格要求，如避光、低温等，因此当您看到不同颜色输液管路时不要紧张。此外每种药物的用药途径比较局限，如长春新碱只能静脉滴注，不可肌注。化疗药物与其他药物联合用药配伍禁忌较多，因此要在化疗药输注结束再用其他药物时，配合护士用白液冲管。另外有一些药物容易引起过敏，使用前需做过敏试验。

53. 蒽环类药物（红药水）用药后尿液为什么是红色的?

乳腺癌的治疗往往会使用到蒽环类药物（红药水），例如阿霉素（多柔比星注射液）、表阿霉素（表柔比星注射液）等。用药后患者尿液会呈红色或粉色，一些患者会感到害怕，认为自己尿血了。其实不是血尿，而是因为由 9%～10%的药量由尿液排出体外，此时尿液颜色呈红色或粉色、清亮，不浑浊，其实是药物的颜色。

54. 化疗时是天天给药吗?

不是的，化疗一般每个周期前几天（可能是第 1～8 天中的几天）用药，第 9～12（或 28）天等待血象回升、机体恢复，这个时期也叫化疗间歇期。

55. 化疗时应如何与医护人员配合？

使用化疗药物前，医生会为您讲解化疗方案并让您签署知情同意书，护士也会对您进行化疗前的健康宣教。这些都非常重要，希望您和您的家属能认真听，如果有不明白的地方，请立刻询问。化疗时，请遵照医护人员为您宣讲的内容去做，不要听非医务人员的建议。哪怕是同病的病友，也不一定使用同样的化疗药物，而不同的化疗药物有不同的输注要求和反应。听从医务人员的建议，当您出现不良反应时要及时告知医生。总的来说，无论使用哪种药物，共同的原则请认真遵守医务人员要求，仔细感受身体的变化，及时反馈身体的不适。希望您保持乐观的态度、良好的心情，配合医务人员对您进行治疗。化疗前应遵医嘱做一些检查，如血常规、肝肾功能、心电图、肿瘤标志物等。

56. 化疗的给药方法有哪些？

根据癌症的种类和所用药物，化疗可采用多种用药方式。常用的方法是口服、静脉注射、肌内注射、皮下注射、胸腔灌注或腹腔灌注。

57. 化疗输液如何选择静脉通路？

乳腺癌化疗方案中药物多为发泡剂，这些药物刺激性大，导致静脉炎，如果外渗可导致局部组织起水泡甚至坏死，因此建议使用中心静脉导管（PICC、CVC），将导管放入上腔静脉下 1/3 处，因其血流量大可以避免静脉炎的发生。如果使用外周静脉可能会发生静脉炎或者出现外渗现象。

58. 化疗期间发生静脉炎怎么办?

静脉炎是静脉化疗输液治疗中最常见的并发症之一，是由于输入发泡剂和刺激性较强的药物引起局部静脉壁的化学炎性反应，表现为血管走行出现红、肿、痛，血管变硬，弹性降低。护士会根据使用的不同药物采取不同的护理措施。

（1）用新鲜芦荟汁，芦荟中的多糖核酯具有促进肉芽组织生长的功能，其衍生物也具有较强的镇痛作用；也可在输液后局部敷薄土豆片，为防止土豆片氧化，用保鲜膜包裹好，以增加疗效。

（2）化疗前会核对血管，询问患者有无疼痛等，采用针留置输注。

（3）采用美得喜乳膏沿静脉穿刺走向 10～15 厘米范围的表皮上涂搽，能减少静脉炎的发生。

（4）蒽环类药物（红药水），如阿霉素（多柔比星注射液）、表阿霉素（表柔比星注射液）等，对静脉刺激性大（发泡剂）可以用美宝湿润烧伤膏外敷。

此外，中心静脉置管（PICC）、锁骨下深静脉置管等的应用，可有效地避免反复穿刺，减少了化疗药物对血管的刺激及损伤，尤其是对刺激性大的药物宜采用深静脉置管。

59. 怎样判断化疗药物外渗了？

药液滴注速度越来越慢甚至不滴，穿刺处疼痛有烧灼感，局部肿胀，都有可能是药物外渗所致，及时通知医务人员妥善处理。

60. 化疗药物输注过程中患者需要注意的事项有哪些？

在输注化疗药时首先要关注血管有无疼痛，因为目前乳腺癌治疗所使用的化疗药多为发泡剂，对血管刺激性大，可产生疼痛。患者感到输液处疼痛时告诉护士。有些化疗药有过敏反应，注意皮肤有无痒感、憋气等，发生这些反应第一时间关闭输液器，同时告知护士。另外保持正确的滴注速度，不可以自己调节滴速。要配合医生做好预处理，如提前使用止吐、抗过敏药物等。患者出现任何不舒服时要，及时准确向医护人员反应，以便给予正确处理。此外，患者注意卧床休息，手不要抬太高或剧烈活动，尤其是使用留置针的患者，以免管路移位或回血。

61. 化疗常见不良反应有哪些？

化疗对不同的人产生不同程度的反应，如恶心、呕吐、脱发、骨髓抑制（白细胞下降、血小板减少）、发热、口腔炎、腹泻、便秘、静脉炎（血管发红、疼痛、脆性增加）、神经毒性（表现为肌肉关节疼痛、手足麻木等）。几乎所有的不良反应都是暂时的，化疗停止后这些不良反应便会渐渐消失。

62. 化疗期间发生恶心怎么办？呕吐物怎样处理？

（1）恶心、呕吐是化疗药物引起的最常见的消化道反应。恶心是患者的一种主观感觉。呕吐是由于横膈膜上移、腹部肌肉强力收缩，使胸腔内压突然的增加并配合着胃括约肌的放松而产生的胃内容物被排出体外的过程。

（2）乳腺癌化疗方案多为高致吐性方案，护士会按时给患者使用止吐药。另外患者需要注意：化疗前不宜进食过饱，化疗前2~3 小时内不要进食，可以喝水，喝水方法是小口、少量、多次，避免一次性喝大量的水，一次性喝水过多也会引起恶心甚至呕吐。避免进食油腻食品，多食蔬菜水果。少食多餐，细嚼慢咽，每日六至七餐。

（3）患者可以含陈皮、话梅、姜片等以减轻恶心程度。还有一些疗法有助于减轻恶心程度，如：静坐，听音乐等。

（4）呕吐物要及时清理，呕吐物清理前家属可以观察一下呕吐物，看看呕吐物性质（例如：未消化的食物、血液）、颜色等，然后倒入马桶中冲掉。呕吐往往都有异味，会引起再次的恶心、呕吐，所以患者呕吐后应及时开窗通风，保证室内空气新鲜。

63. 化疗间歇期出现骨髓抑制（白细胞低下）怎样预防传染病？

白细胞低下是外周血中血细胞数量和质量的检查。化疗是把双刃剑，在杀害肿瘤细胞的同时也对机体正常细胞产生损伤，血象低下（又称骨髓抑制）就是其中一个表现。它包括白细胞和（或）粒细胞减少，贫血，血小板减少。白细胞/中性粒细胞减少主要表现为：身体抵抗力降低，容易感染。因此化疗患者要注意防寒保暖，避免感冒。减少探视，避免与带菌者接触。化疗期间尽量减少外出，少去人多的公共场所，如果外出最好戴上口罩。同时要保持房间空气清新，每天定时通风，做好体温和血象的监测。保持良好的生活习惯，如勤沐浴，勤更换内衣裤，勤剪指甲；餐后漱口，早晚刷牙；吃干净新鲜的食物（尤其生食的水果要洗净）；注意手卫生；加强营养，避免疲劳。多吃富含维生素的新鲜蔬菜和水果。当白细胞小于 $1.0\times10^9/L$ 时，要在医护人员的指导下实施保护性隔离（减少探视，接触病人前后洗手，病人戴口罩，房间定时通风，地面、桌面用消毒液擦拭，门口放置浸有消毒液的脚垫，每日紫外线照射消毒）。当粒细胞小于 $1.5\times10^9/L$ 应遵医嘱使用药物（促粒细胞生成素）。

64. 化疗间歇期在院外出现血小板降低时怎么办？

化疗间歇期按时复查血常规，出现血小板低下首先应寻求医生的帮助，遵医嘱用药。患者在家中要注意，因血小板低下容易发生出血，因此应注意以下几点：①进食要以软食为主，以免造成口腔黏膜损伤。②保持大便通畅。③少活动、慢活动、避免磕碰。④随时观察皮肤有无出血点、月经过多及各种出血倾向。⑤出现头痛、恶心应及时就诊。另外，肌内注射或静脉输液时拔针后要延长按压针眼时间，可以按压5~10分钟。

65. 化疗对毛发有哪些影响？

脱发是化疗最明显的副作用，有时体毛、睫毛也会脱落。但是疗程一结束，毛发会重新长出。治疗前可将头发剪短。使用温和的洗发液、护发用品或润肤膏，可使头发头皮免于干燥。可用发网或软帽包住头发，以免脱落在床上。可根据自己的爱好，选择合适的假发。

66. 头发脱落后头皮如何护理？

脱发是由于化疗药物作用于毛囊上皮所产生的反应，化疗间歇期头发会重新生长，所以大可不必担心。平时注意使用中性洗剂、温水洗发，选用软齿梳，低温吹发。不染发或烫发，建议患者剪成短发，这样易于梳理可以减少脱发。注意选用全棉的枕芯、枕套和枕巾，并随时将床上的头发扫净，以消除刺激。鼓励患者戴帽子、头巾保护头发，避免曝晒于阳光下。若脱发严重，可以挑选合适的假发或头巾，尽可能纠正形象紊乱所导致的负性情绪。当头发全部脱落后，每日进行两次按摩，沿颈部向上到头顶，从两侧鬓角向上到头顶，整个头皮得到按摩后可促进血液循环，有利于头发生长（给药前 10 分钟用冰帽。头皮转移、白血病、多发性骨髓瘤禁用。此方法现在已经少用了）。化疗时辅以养血、补气、滋补肝肾的中药及食品对改善脱发有一定作用。多吃富含维生素 E 和硒的食物，如鲜莴苣、卷心菜、黑芝麻等。

67. 化疗对皮肤的影响有哪些？

某些化疗药物可能使患者的皮肤干燥、发暗、易过敏。化疗药物输入后 24 小时内不要热敷血管，避免残留药物刺激血管，若有不适可用冰袋冷敷局部皮肤。植物碱类的药物（如长春新碱、长春花碱、长春酰胺）对神经有副作用。有些人会出现手（脚）指尖刺痛或麻木，此时应避免接触过热、过冷、尖锐的物品，以免受伤。若出现皮肤干燥，可涂少量润肤霜缓解症状。外出时避免阳光直接暴晒。色素沉着是化疗药物的副作用，停药后会逐渐恢复。

68. 化疗后皮肤干燥的原因是什么？如何护理？

一些药物会引起皮肤干燥皲裂。当您出现上述症状时，做好皮肤保湿工作。选用不含酒精、香料、色素的保湿润肤剂（如凡士林），早晚涂抹至全身，生活中穿着宽松棉质衣服，以减少对皮肤的摩擦和受压。洗浴时应避免选用刺激性强的浴液，一般选用温和洗剂、温水即可。同时避免在阳光下曝晒，避免进食辛辣、刺激性食物和海鲜等。如果是手部皮肤干燥，要避免接触洗洁精、洗衣粉等刺激性的化学制品。多饮水。

69. 化疗后为什么会出现手足麻木？

一些化疗药物具有神经毒性，侵蚀周围神经时可以表现为肢端感觉异常，如肌肉关节痛、手足疼痛、麻木、针刺、灼烧感，但多数于停药后逐渐恢复。

70. 化疗期间手足麻木怎么办？

（1）患者及家属加强保护意识，防止受伤。四肢感觉异常 1 度者，应经常保持四肢清洁，可戴手套、穿袜子保护；感觉异常 2 度至 4 度者，要避免受压和冷热刺激，防止烫伤和冻伤，避免皮肤受损，尤其是手指、脚趾更应避免受伤。

（2）建议冬季穿暖和的衣服，注意手脚保暖。

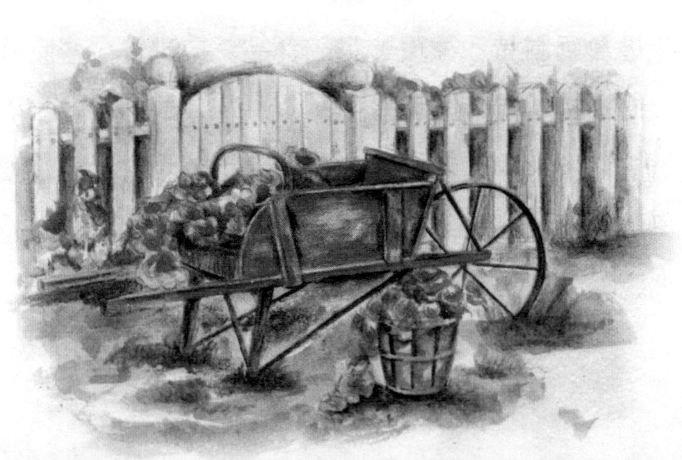

(3) 做家务，如清洗衣物时要用温水，最好戴手套；不要用无感觉的部位直接接触危险的物体，如运转的机器、搬运重物；禁止吸烟，烧水煮饭时要防止烫伤无感觉区。

(4) 腱反射消失、肌肉痉挛、肌力下降有振动觉的患者要避免上下楼梯，房间内禁放锐器，较硬且有棱角处应用棉垫包裹，减少碰撞；独自活动时可用拐杖，必要时专人护理，防止意外发生。

(5) 肢端麻木较重、手拿物品时感觉迟钝者可采取热毛巾外敷，对感觉异常部位多加按摩，在肢体允许范围内进行主动活动及被动活动，以保持和增加关节活动度，防止肌肉挛缩变形，并保持肌肉的生理长度和肌张力，改善局部循环，促进神经再生，早日康复。

71. 化疗后怎么样减少腹泻的发生?

化疗可引起腹泻，因此要注意饮食调节，减少对胃肠道刺激食物的摄入。发生腹泻时可以喝粥或者米汤、水、果汁等补充水分。饮食宜清淡，少食多餐。禁冷食、辛辣、肥腻、煎炸、全粗粮、或者带皮的水果、含油量高的坚果、含酒精或咖啡因的饮料。避免进食奶制品、香蕉等胀气食品。应进食少渣食物，增加大便固形的食物，如米饭、馒头、苹果酱、浓缩果汁、温茶及葡萄糖饮料等，因为糖可以帮助将钠和水重吸收。此外还要少量多餐。避免进食芹菜、韭菜等粗纤维食品。若大便频繁，持续腹泻可引起虚脱，患者需及时来医院就诊。

72. 化疗期间出现便秘怎么办?

首先向医生说明大便干燥的原因，医生会分析便秘是否与疾病和治疗有关。除按医生医嘱给予的药物外，还可以非药物性干预：①调节饮食：多吃粗粮和粗纤维的食物，如玉米面、小米、芹菜、韭菜等。②多吃水果：特别是要多吃香蕉、西瓜等，喝蜂蜜水，以达到润肠通便的功效。③多喝水。④适当参加运动。⑤进行腹部按摩，由右及左顺时针按摩，以增加排便次数。

73. 化疗药物对口腔有哪些影响?

很多药物容易引起口腔黏膜炎。目前有些漱口液可以帮助溃疡愈合，还可以局部外用麻醉药镇痛，帮助患者进食。保持口腔清洁、润滑和控制疼痛很重要。以下方式可有助于改善化疗患者的生活质量：①在化疗药使用前5分钟采用口含冰屑（冰屑完全融化前应充满口腔）持续30分钟；②用生理盐水或碳酸氢钠水每日多次漱口（避免使用市场销售的漱口液，因为酒精含量高可刺激口腔黏膜）；③保持口腔湿润，可以使用加湿器保持房间的浊度；④保持口腔和牙齿清洁：饭后及睡前用软毛牙刷或海绵牙刷刷牙（去除义齿），最好不使用含氟牙膏；⑤避免进食粗糙、尖锐、辛辣、酸性食物；⑥避免进食过冷、过热食物（如热咖啡、冰激凌）。

74. 化疗期间为什么会失眠?

由于患者得知患癌后产生的心理负担、经济压力、疾病症状、睡眠习惯改变、药物不良反应或住院后环境改变等因素，常导致失眠。失眠会影响治疗效果，因此要纠正失眠。可以做好睡前准备，如放松心情、听舒缓的音乐、热水泡脚、疼痛患者使用镇痛药、创建安静舒适睡眠环境等。此外建立良好的睡眠习惯，避免白天过多睡眠；一过性失眠者无需使用安眠药；短期失眠者，配合相应放松方式的同时，可遵医嘱应用安眠药；慢性失眠者应咨询相关专家，给予专业的神经、精神和心理方面的评估与调整。

75. 化疗期间如何进食、水才能减轻恶心呕吐?

化疗期间除了均衡饮食外，您还需要注意化疗药给药前尽量减少进食，避免恶心、呕吐。另外，进食的方法可以采用少量多餐，吃饭时最好采用吃小口，缓慢下咽，避免一次进食量过多引起胃部不适。饮水时需要小口而且要一口一口地喝水，不要一次喝入过多的水。总之，喝水、吃饭要一口一口地缓慢进行。

76. 化疗期间为什么要多喝水?

化疗药物代谢产物随尿液排出体外，因此化疗期间多喝水有利于加速药物代谢产物随尿液排出。

77. 如何应对化疗所致的疲劳感?

一些化疗药物会引起贫血，导致机体倦怠、乏力，因此患者化疗后要减少活动，多休息，增加营养。有补血作用的食物有：黑豆、菠菜、龙眼肉、猪肝等。另外建议补充钙、镁、铁等矿物质制剂和蛋白质，因为这些是构成血红蛋白的基本材料。

78. 化疗药可以引起疼痛吗? 如何评估?

（1）一些化疗药物可以引起肌肉关节痛，例如紫杉醇。紫杉醇引起的疼痛严重的患者可以到达中重度疼痛，医生会根据患者疼痛的程度开镇痛药物。

（2）疼痛评估：疼痛是患者的主观感觉，发生疼痛一定要告诉医护人员，我们会对您评估疼痛程度（痛尺进行评估）。

1~3 分轻度疼痛：患者有疼痛但能忍受，不影响日常活动和睡眠。

4~6 分中度疼痛：患者疼痛加重不能忍受，干扰注意力，日常生活和睡眠均受影响。

7~10 分重度疼痛：患者疼痛加剧，严重影响日常活动和睡眠，可伴有自主神经紊乱和被动体位。

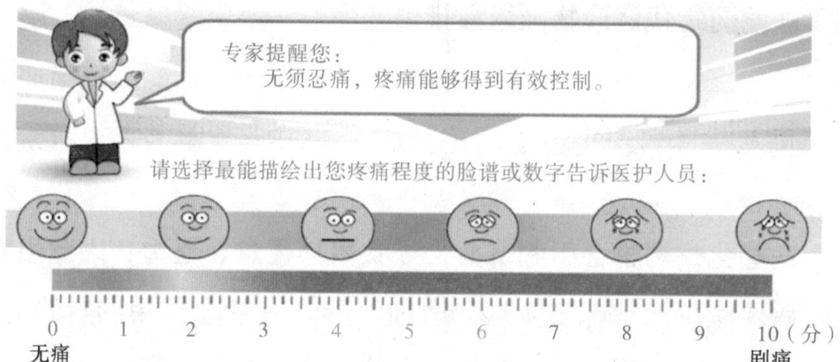

NRS评估法：0分：无痛；1~3分：轻度疼痛（睡眠不受影响）；4~6分：中度疼痛（睡眠受影响）；7~10分：重度疼痛（严重影响睡眠）。

79. 什么是骨转移?

肿瘤细胞最常入侵有丰富血管的中轴骨骼，如带有红骨髓的中轴骨骼（例如，脊髓、盆骨、肋骨和头骨），或长骨的末端（如腿和手臂骨），骨转移的过程如图所示。乳腺癌是最易发生

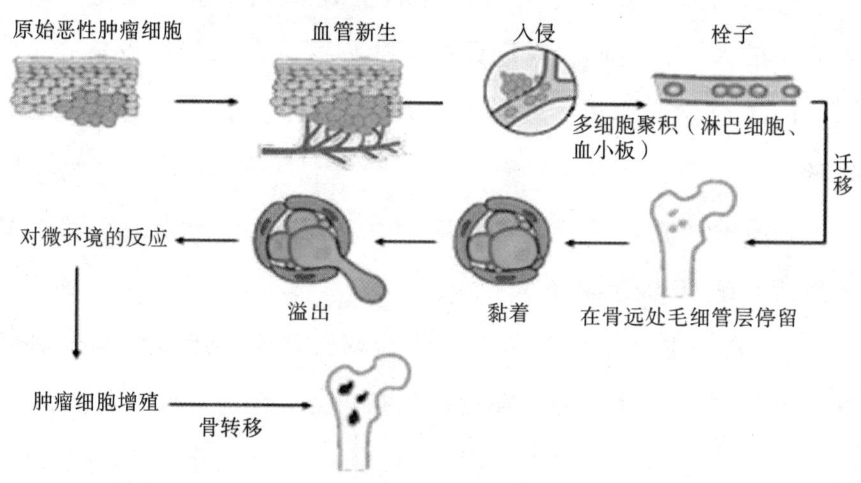

骨转移形成过程

骨转移的恶性肿瘤之一，骨转移也是乳腺癌最常见的远处转移器官之一。

80. 骨转移后果是什么?

骨转移常导致严重的骨痛和多种并发症，其中包括骨相关事件。骨相关事件是指骨转移所致的病理性骨折、脊髓压迫、高钙血症、为缓解骨疼痛进行放射治疗、为预防或治疗脊髓压迫或病理性骨折而进行的骨外科手术等。

81. 发生骨转移后一定会疼痛吗?

不一定。非承重骨的骨转移伴有中重度疼痛，经中度镇痛药无效而接受放疗属于骨相关事件。承重骨的骨转移，伴中重度疼痛接受放疗亦属于骨相关事件；如承重骨骨转移无疼痛，会有明显的骨质破坏。

82. 癌痛时可以服用镇痛药吗?

目前主张癌症患者一旦出现疼痛应及早开始镇痛治疗，而不必忍受疼痛的折磨。疼痛会影响生活质量，使患者无法正常睡眠、正常工作、正常娱乐，一部分患者还会出现抑郁、焦虑、消沉等。早期的癌痛在疾病未恶化时，及时、按时用药比较容易控制，所需镇痛药强度和剂量也最低，还可避免因治疗不及时而最终发展成难治性疼痛。

83. 化疗中扎针处出现疼痛怎么办?

一般来说化疗是无痛性的，一些药物静脉输注时可感觉到灼痛感。如果发生这种情况，应立即告诉医护人员，由专业人员判断处理。若因药物渗漏引起则应立即停药，按照专业处理流程处理，局部皮肤可以外敷美宝湿润烧伤膏等，必要时护士会进行局部封闭等处理，严禁局部热敷（请按护士的嘱咐去做）。若因针头斜面顶在血管壁所致，可以动一动手的姿势或略动一动针头。若是由于一些药物化学特点对血管壁刺激所致，可适当减缓输液速度。但无论出现哪种情况，均需由专业人员处理。

84. 一个周期化疗结束后应该注意哪些问题?

一周期化疗结束后，患者回至家中要注意休息，遵医嘱按时按量服用各种药物。因为此刻抵抗力低，所以避免与感染人员接触，避免去人员密集的公众场所，如商场、超市等。若外出最好戴上口罩，根据天气增减衣物，防止感冒。观察自身是否有出血的征兆，若有出血迹象，轻者，注意饮食温软、减少活动、避免磕碰、软毛刷刷牙、保持大便通畅；重者及时就诊。饮食上若无胃肠道反应可以适当加强营养（富含蛋白质食物，如瘦肉、鸡蛋、鱼等），多吃新鲜蔬菜水果；若有食欲不振，甚至恶心、呕吐者，注意少食多餐，根据个人的口味，饮食做相应调整，以色香味来激发食欲；呕吐严重者，遵医嘱口服止吐药。此外，还应注意个人卫生。每日适量运动。带有中心静脉置管者，做好管路的维护，按时换药，注意观察穿刺处情况，如有异常及时就诊。令外每次接受随访时，要准确及时地向医护人员反映您所发生的任何不适，以便医护人员给您提供更为准确有效的指导。根据医嘱，定期复查血象、肝肾功能、心电图等，提前与医生联系了解下次住院安排。

85. 留置中心静脉导管后应注意哪些问题？怎样维护？

PICC 定义：外周静脉置入中心静脉导管（periherally inserted central catheter，PICC）由外周静脉穿刺插管，其尖端位于上腔静脉或锁骨下静脉的导管。

锁穿定义：锁骨下静脉穿刺置管术，简称“锁穿”。

中心静脉导管分为 PICC（也就是外周静脉置入中心静脉导管，由外周静脉穿刺插管，其尖端位于上腔静脉或锁骨下静脉的导管）、锁穿（锁骨下静脉穿刺置管术，简称锁穿）管、颈内静脉管，内科以前两者多见。带管患者可正常活动，如洗脸、梳头、吃饭和做一些简单的家务。穿脱衣服时动作应轻柔，避免导管受到牵拉、扭曲而损伤。按时换药，锁穿管、颈内静脉置管应每周换药 2 次，PICC 每 7 天换药 1 次，换药同时冲管，输液接头均为每周更换一次。每天观察穿刺点情况，若出现出血、渗液、局部红肿、管路脱出等异常情况要及时就诊，不要自行处理。当出汗较多，敷料卷边时随时换药。带有 PICC 者，置管侧手臂禁止提取大于10公斤物体，禁止做打羽毛球等剧烈运动，禁止在置管侧测血压、扎止血带、禁止CT、核磁检查时推注造影剂（耐高压的导管可以推注造影剂）。当输液结束后手臂或手指出现肿胀感时抬高手臂2~3分钟即可缓解。发生静脉炎有触痛时应抬高患肢，不要剧烈运动，湿热敷每次20分钟或涂以如意金黄散、喜疗妥软膏，每天3~4次。当患者发生紧急情况请及时到医院就诊。每次换药时应向护士出示PICC手册，以便护士评估。

86. 洗澡时如何防止PICC中心静脉导管贴膜浸湿？如果浸湿了怎么办？

预防：洗澡前做好准备，用保鲜膜将置管侧手臂包裹几层，并固定边缘。最好在准备换药前洗澡。可行淋浴，但要注意防止穿刺点沾水，不要用水直接冲洗导管处。禁止泡澡。

处理：洗澡后贴膜被浸湿，请到医院更换敷料。

87. 化疗间歇期可以有性生活吗？如何避孕？

夫妻之间融洽的性生活不但可以加深夫妻的感情，还可提高身体的免疫功能，对乳腺癌患者的预后是有益处的。但化疗期间性生活不能随心所欲，需根据自身状况适量、适度进行，治疗期间性生活尤其要注意卫生，以免发生感染；另外，还要注意避孕，可选用工具避孕，不要选用避孕药。

88. 化疗结束后居家生活需要注意哪些问题?

患者化疗结束后要注意休息，适量运动，合理膳食，多吃蔬菜水果；注意个人卫生，避免感染；保持心情舒畅。遵医嘱定时复查，按时按量服药，定期监测血象、肝肾功能，有异常及时就诊，按预定时间返院。有置管者做好管路护理，按时到医院换药。

89. 化疗结束后能继续工作吗?

化疗整个疗程结束，如果各项复查结果都正常，且身体方面也没有不适，患者可以工作，但要注意不能太劳累。

90. 什么是靶向治疗?

靶向治疗就像打靶一样，利用肿瘤组织或肿瘤细胞所具有的特异性结构分子作为靶点，使用某些能与这些分子结合的抗体、

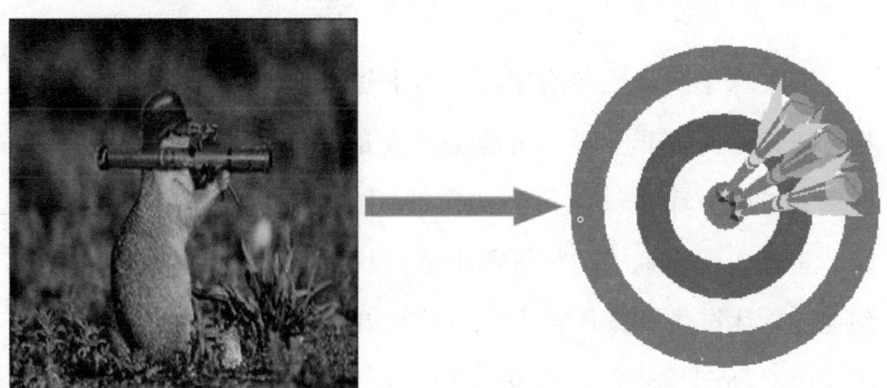

配体，达到直接治疗或导向治疗的目的。针对性地瞄准某一靶位进行治疗，具有特异性强、疗效明显、对正常组织损伤较小的特点。

91. 什么样的患者需要使用曲妥珠单抗?

曲妥珠单抗（赫赛汀）是一种靶向药物，顾名思义，这种药物会对着靶点有的放矢的发挥作用。但这种药物并不是所有的患者都可以使用。只有身体内存在某个靶点的人（表现为 HER_2 阳性）才能在使用后获得良好效果。而这个靶点通过检查（FISH 检测或 CISH 检测）是可以发现的。有 25%～30%的人会在检查中被发现特别适合使用赫赛汀治疗。

如果患者的心脏功能不好（左心射血分数小于 50%）或正准备使用可能会对心脏有损害的化疗药物（蒽环类），也可能无法使用曲妥珠单抗，请务必在专科医生的指导下使用。

92. 曲妥珠单抗常见不良反应有哪些?

曲妥珠单抗是靶向治疗药，而不是化疗药。所以它的副作用相比较化疗而言非常轻。可能会产生的副作用主要是心脏毒性、皮疹、过敏、输注反应等。初次使用曲妥珠单抗有可能出现过敏，主要表现为胸闷、憋气等不适症状，如出现此类症状，请立刻通知管床医生和责任护士进行对症处理。每 3 个月需要进行一次超声心动图检查，并由您的医生评估心脏状况。如果发生皮疹，请不要抓挠，心免发生感染。

93. 如何应对靶向治疗的不良反应？

患者治疗期间应遵医嘱定期监测各器官功能，例如做超声心动图、心电图、肾功能等检查，以及时发现靶向药的不良反应。如有不良反应，应根据反应的严重程度减少用药剂量或停药，同时对症治疗。有血栓征象者，应注意卧床休息，避免栓子脱落，同时做抗凝溶栓治疗，并密切观察有无过敏、穿孔、出血的征象，避免不良反应的发生。

94. 靶向治疗需要多长时间？

靶向治疗一般需要 1~2 年，对于早期乳腺癌患者，建议术后辅助应用曲妥珠单抗 1 年，晚期患者原则上没有时间限制，可以维持应用靶向药至病情进展。

95. 靶向治疗期间患者能继续工作吗？

随着药物制作工艺逐渐提高，药物的副作用正在被很好地控制，所以只要是反应不大，靶向药治疗期间患者是可以工作的。但要注意休息，不可以过劳，远离一切容易导致感染的环境。

96. 怎样储存靶向治疗药物?

曲妥珠单抗的使用剂量是按体表面积计算的，一支药物有可能一次用不完剩余药物可在下次治疗时使用。再次进行靶向治疗时患者一般都在门诊治疗，那么剩余药物如何保存呢？①可在2~8℃避光保存和运输。也就是说患者把剩余量拿回家的过程一定要使用保温桶盛装药物，且在桶内要放置一些冰块，然后将溶解药物用塑料袋装好，最好使用密封袋将药物密封。以防止在运输过程中冰块融化后浸泡药物。②运输过程中请勿剧烈震荡。也就是说在回家的路途中拿放要平稳，轻拿轻放。③曲妥珠单抗的专用溶媒溶解药物后可在2~8℃的冰箱内保存28天。在家庭冰箱保存时要注意每天查看冰箱，避免冰箱因断电等故障影响药物的存放。如果发生上诉现象，请一定要告诉医生，不要隐瞒，否则会影响患者的治疗，甚至还会发生输液反应（如发热等）。

97. 什么是内分泌治疗?

内分泌治疗又称激素治疗。通过影响内分泌细胞产生的激素对特定的组织或细胞（称为靶组织或靶细胞）发挥特有的效用。

乳腺癌的发生发展与雌激素密切相关，内分泌治疗可影响雌激素的分泌，从而达到治疗乳腺癌、减少复发的作用。

98. 什么是三阴性乳腺癌？

三阴性乳腺癌是指肿瘤细胞上没有雌激素受体（ER）、孕激素受体（PR）及 HER_2 表达，病理单上会标出 ER（-）、PR（-）、HER_2（-或+），对于 HER_2（++）者，还需要进一步行 FISH（荧光免疫原位杂交）检测以鉴别 HER_2 是否有扩增，若无扩增，也属于三阴性乳腺癌。

99. 乳腺癌内分泌治疗药物有哪些？

（1）绝经前常使用药物：醋酸戈舍瑞林（诺雷得）、醋酸亮丙瑞林。

（2）绝经后常使用药物：氨鲁米特、阿那曲唑、来曲唑、依西美坦。

（3）各种年龄都可使用的药物：他莫昔芬、托瑞米芬。

100. 口服内分泌药物有哪些注意事项？

应遵照医嘱服用内分泌药物。总的原则：内分泌药物要坚持长期定时定量服用，不要存侥幸心理，千万不要擅自停药或减量。

应当避免吃的食物：含雌激素的保健品（如蜂皇浆、哈士蟆油等）；花粉类（如灵芝孢子粉等）；胎盘类、胎盘成分制品；

未知成分保健品等。

服用他莫昔芬，需要注意定期复查 B 超以监测子宫内膜厚度。

服用阿那曲唑、来曲唑或依西美坦，需要注意补钙。

101. 注射内分泌药物有哪些注意事项?

注射的内分泌药 21 天或 28 天注射一次，注射后请记住注射的部位，当再注射时护士会询问患者上次的注射部位。请注意不要在同一部位反复注射，以免注射部位产生硬结，影响药物吸收，导致局部疼痛，因此要每次更换注射部位。

102. 服用内分泌药物可能会出现哪些不良反应？如何护理?

（1）内分泌药物的常见不良反应：包括面部潮红、恶心、呕吐等类似围绝经期的反应，发生率约 25%。一般都可以耐受，如果反应严重，请立即咨询门诊医生。

（2）较少见的不良反应：包括月经不规则、阴道出血、白带增多、外阴瘙痒和皮炎等。高剂量长期应用可致视力障碍，如有发生请立即咨询门诊医生。

（3）严重的不良反应：包括子宫内膜癌的发生。建议长期服用内分泌药物的患者每年至少进行 1～2 次子宫 B 超或内膜活检。

103. 什么是药物去势?

在乳腺癌治疗中，药物去势是指通过使用药物使卵巢失去功能，从而达到减少雌激素分泌、治疗乳腺癌减少复发的作用。

104. 内分泌治疗后会出现更年期的症状吗? 应怎样应对?

患者内分泌治疗后常会出现面部潮红、体重增加、多汗、头痛、阴道干燥或阴道分泌物增多、骨关节疼痛等更年期症状，发生骨质疏松后遵医嘱检查骨密度，了解骨质疏松的程度，并根据检查结果调整治疗，同时建立良好的生活方式，如戒烟、戒酒、规律锻炼等，每日补充足够钙剂和维生素 D，必要时使用钙制剂。对患者因出现不良反应而引起的情绪改变，家属要给予充分

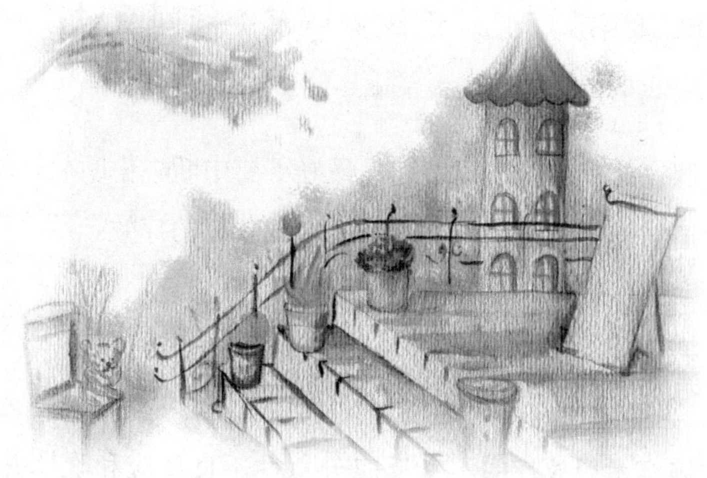

理解。

105. 乳腺癌术后放疗要做几个疗程，每次要多长时间？

乳腺癌术后放疗只要做一个疗程。患者经放疗医生评估后，先进行模拟定位，制定放疗计划，然后开始放疗。放疗从周一到周五，每日 1 次，每周 5 次，持续 1~1.5 个月。每次放疗的时间因放疗计划的复杂程度而异，一般为 5~15 分钟。

106. 乳腺癌患者做放疗需具备哪些条件？

乳腺癌术后患者放疗前需要手术伤口完全愈合，患侧上肢经过锻炼后，能够很好地举起。化疗后的患者需要血常规恢复正常。具备这些条件后才可以开始定位放疗。

107. 乳腺癌放疗必须连续做吗？中间间断对疗效有影响吗？

乳腺癌放疗应该连续做完，最好不要中断。中断放疗时间过长，肿瘤细胞会加速生长，就可能降低放疗的疗效。

108. 乳腺癌术后放疗有哪些不良反应？

乳腺癌术后放疗的不良反应分急性不良反应和晚期并发症。

急性不良反应发生在放疗中和放疗结束后半年内，包括乏力、血白细胞减少、放射性皮炎、放射性肺炎，保乳患者可有乳房肿痛。晚期并发症发生在放疗结束半年后，包括皮肤萎缩、保乳乳房纤维化、缺血性心脏病、上肢水肿、臂丛神经损伤、肋骨骨折、放疗诱发第二恶性肿瘤等。放疗的不良反应也和身体的敏感性有关，有的轻微，有的严重，放疗前很难预测。

109. 如何保护照射区域皮肤？

（1）避免摩擦和理化刺激：可用温水、软毛巾温和的清洗；不用碱性肥皂搓洗；不使用酒精、碘酒、胶布及化妆品；避免冷热刺激，不用冰袋和热水袋。多汗区皮肤，如腋窝、腹股沟、外阴等处保持清洁、干燥。

（2）照射区皮肤宜充分暴露，不要覆盖或包扎，如出现瘙痒不要抓挠，避免人为因素加重反应程度，医生会根据具体情况指导用药。

（3）当皮肤出现脱皮或结痂时不要撕剥；剃毛发时宜使用电动剃须刀，避免造成局部损伤。

（4）皮肤色素沉着不需特殊处理，放疗结束后皮肤颜色会逐渐恢复正常。

110. 乳腺癌患者放疗期间可以洗澡吗？

如果病情允许，放疗期间是可以洗澡的。但要注意水温不能太热，可选用温和无刺激浴液。照射区皮肤不要用力搓揉，保持清洁、舒适，维持皮肤完整性。特别提醒注意：医生在放疗定位时，会用皮肤墨水在患者的皮肤上画上标记线，以确保每次放疗定位的准确。所以这个标记非常重要，一定不可以擦掉！如果标记线变浅或模糊，应该及时告诉医生，由医生给予标画清晰，切勿自己尝试描画。

111. 乳腺癌放疗患者回家后对家人有辐射吗?

乳腺癌放疗患者回家后，可以安全地和家人接触，没有辐射。乳腺癌患者最常接受的是体外放疗，患者躺在治疗床上，机器发出射线对准肿瘤进行照射。射线使人体细胞发生损伤，但患者体内没有放射源，对周围接触的人没有辐射。极特殊情况下，患者接受放射性粒子植入肿瘤的放疗时，医生会有相应的嘱咐。

112. 乳腺癌患者放疗期间适合做哪些运动?

乳腺癌患者放疗期间除了术后的功能锻炼外，可以适当运动，如散步、慢跑等（骨转移等特殊病情患者须征求医生意见）。适当运动可以减轻疲乏感，改善食欲和睡眠。但最好不要打球或游泳，因为打球时上肢活动量过大，可能会引起上肢水肿；游泳池内的氯对放疗野内的皮肤有刺激。注意运动不要过于激烈、运动量不要过大，如果运动后第二天觉得浑身酸痛，就说明运动过量了。运动时出现任何不适症状，如气短、疼痛，或发现任何异常，如肿胀等，应立即停止运动，及时就医。

113. 放射治疗时有痛苦的感觉吗?

放射治疗本身毫无痛楚，每次治疗时间 10~20 分钟。在放疗开始前，治疗技术员会为患者进行治疗摆位，患者要尽量放松。

当治疗摆位确定后，患者会被单独留在治疗室内接受放疗。治疗进行期间，技术人员会在隔壁房间通过闭路电视小心观察情况。如有需要（不适症状，如憋气、心慌等），患者可以通过对讲机与治疗技术人员通话；如果体位固定后讲话不方便，可以做将腿抬高，或举起手臂等动作，技术员会立刻进来给予帮助。

114. 放疗期间在衣服穿着方面应注意什么?

放疗期间建议患者穿柔软宽松、吸湿性强的纯棉类内衣；避免粗糙及化纤类衣服，以减少照射区域皮肤的摩擦和刺激。

（1）因照射区皮肤非常敏感，应避免强烈的阳光照晒及冷风吹袭，外出时注意防晒（遮阳伞）和保暖（柔软围巾）。

（2）乳腺接受治疗时建议不戴胸罩，保持舒适。放射治疗后皮肤会较以前脆弱，需要长期特别呵护。

二、营养与饮食篇

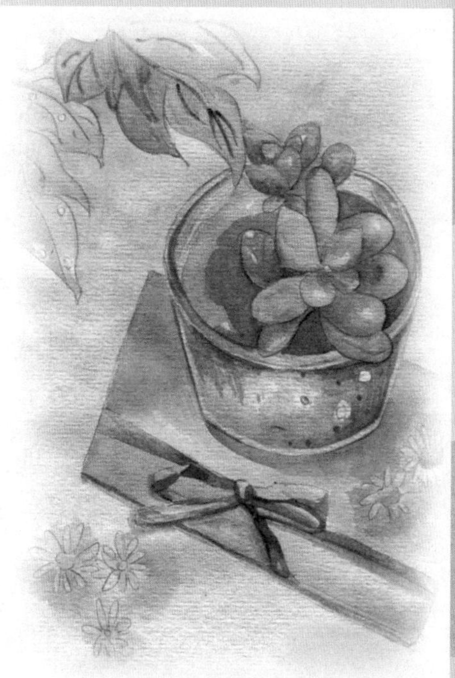

115. 患乳腺癌后应如何调整饮食？

乳腺癌患者无需特殊饮食，正常的健康饮食即可。《中国居民膳食指南 2011》为一般人提供了 10 条“膳食经典”，可以参考：

（1）食物多样，谷类为主，粗细搭配。

（2）多吃蔬菜水果和薯类。

（3）每天吃奶类、大豆或其制品。

（4）常吃适量的鱼、禽、蛋和瘦肉。

（5）减少烹调油用量，吃清淡少盐膳食。

（6）食不过量，天天运动，保持健康体重。

（7）三餐分配要合理，零食要适当。

（8）每天足量饮水，合理选择饮料。

（9）如饮酒，应限量。

（10）吃新鲜卫生的食物。

116. 乳腺癌患者需要忌口吗？

忌口是患者最关心的问题之一，也是一个普遍性的问题。中医西医都要求忌口，不要食用霉变的食物，不要过量食用熏制和烧烤食品，不要过量饮酒。我国所说的“忌口”实质上是疾病、药物和食物三个方面相互影响的问题。从西医角度看，只要健康饮食即可。中医治疗中早就有“忌口”一说，主要出于对病情本身及用药的需要，根据不同的患者、不同的病情、不同治疗方法、不同的体质进行辨证处理。不分青红皂白，一概而论是不正确的。

因人而异，患者应根据自己的体质选择食品。比如以寒症为主者，应忌梨、西瓜、鸭、鹅等凉性食物；以热症为主者，则应少吃羊肉、狗肉、鹿肉、黄鳝、辣椒等热性食品；脾胃阳虚者，应忌食冷、黏、滑、腻类食品；脾胃阴虚者，应忌食干果、生葱、辣椒、胡椒等。

服药忌口：服用补药人参时应忌萝卜、莱菔子等。

患者在化疗期间食欲和味觉都有一定下降，消化道功能也暂不正常，应食用清淡易消化的食物为主，尽量不食用荤腻肥厚类食物。

117. 乳腺癌患者能喝茶吗？

饮茶，是中国自古以来的一种养生方式。茶本身就有一定的抗肿瘤功效，特别是绿茶中富含茶酚类物质，能够抑制肿瘤细胞的生长，因此，乳腺癌患者是可以饮茶的。此外，饮茶可以对抗吸烟对人体造成的危害，并有利尿、减轻水肿的作用。研究发现，饮茶还能减轻放疗引起的损伤，具有一定的抗辐射的作用。

118. 哪些蔬菜和水果有益于乳腺癌患者康复?

(1) 含维生素 A 丰富的食物：动物肝脏、带鱼、蛋类、胡萝卜、豌豆苗、青椒、芹菜、莴笋、红薯等。

(2) 含维生素 C 丰富的食物：各种新鲜蔬菜和水果，如芥菜、香菜、青蒜、青椒、圆白菜、绿豆芽、四季豆、番茄、冬笋、莴苣、香蕉、柑橘、山楂、鲜枣、苹果、草莓、杏、猕猴桃等。

(3) 含微量元素丰富的食物：肉、海产品、谷类、芝麻等。

(4) 含大蒜素丰富的食物：大蒜、葱等。

119. 化疗引起骨髓抑制时应如何调整饮食?

化疗药物可以抑制骨髓，出现白细胞、血小板、红细胞数量减少等。因此注意这些不良反应的观察与护理。白细胞低，抵抗力下降，容易感染，因此注意预防感染；红细胞低，表现机体携氧能力下降，易疲劳，注意增加休息，多吃有补血功效的食物，如动物肝脏、绿叶菜、黑豆等；血小板低，容易引起出血，注意观察出血倾向。饮食以软食为主，少食刺多的鱼和排骨，防止刺和排骨碎屑划伤口腔黏膜导致出血。

120. 喝豆浆会导致乳腺癌吗?

“喝豆浆会导致乳腺癌”的说法是没有科学依据的。豆浆中植物雌激素的主要成分是大豆异黄酮，其结构与女性体内的雌激素相似，但当人体内雌激素水平较高时，大豆异黄酮会与雌激素相竞争，起到抗雌激素作用。多项研究结果显示，适量服用大豆异黄酮不但不会增加乳腺癌的风险，反而会减低乳腺癌的患病率。

121. 乳腺癌患者治疗期间有哪些常用食谱?

(1) 手术前食谱

早餐：豆包 1 两

鸡蛋 1 个

豆浆 250 毫升

拌芹菜腐竹（芹菜 50 克，腐竹 15 克，油盐少许，两种食材焯一下，调味即可）

午餐：糙米饭 2 两

红烧鸭块魔芋（鸭块 150 克，魔芋 20 克）

炒圆白菜西红柿（圆白菜 150 克，西红柿 50 克）

下午加餐：葡萄 4 两（大约十几个）

晚餐：蒲公英粥 1 碗（大米 50 克，蒲公英少许）

两面发糕 1 两（紫米 10 克，面粉 40 克）

清蒸鱼（鱼150克）

蒜蓉油麦菜胡萝卜（油麦菜250克，胡萝卜少许）

（2）手术后食谱

1）术后半流食

早餐：馄饨1碗（中等大小，面粉50克，肉50克，菜75克）

加餐：蒸嫩蛋羹1个

午餐：鸡蓉碎菜粥（鸡肉20克，碎菜25克，大米50克）

肉末茄丝（肉50克，茄子200克）

晚餐：小疙瘩汤碎菜甩鸡蛋（面粉50克，碎菜25克，鸡蛋30克）

素烩冬瓜条（冬瓜150克）

注意事项：术后患者开始饮食可选用半流食或软饭，忌油腻、油炸食品。如果患者胆固醇高，上午加餐的鸡蛋羹换成低脂酸奶。

2）术后软食

早餐：两面糕1~2两

蒸蛋1个

牛奶250毫升

拌小菜（黄瓜75克，油盐少许）

午餐：花卷1~2两

山药排骨汤（山药100克，排骨100克）

蒜蓉西兰花（西兰花200克）

晚餐：蒸软米饭 1~2 两

萝卜老鸭汤（白萝卜 100 克，老鸭腿 120 克）

香菇菜心（干香菇 5 克，菜心 150 克）

注意事项：汤类食物要喝汤吃肉。

3）术后普食

早餐：荞麦面馒头 1 两（荞麦 10 克，面粉 40 克）

煮蛋 1 个

豆浆 250 毫升

拌小菜（菠菜 75 克，油盐少许。菠菜焯一下过温水调味即可）

上午加餐：火龙果 1/4 个或苹果 1 个（中等大小）

午餐：花卷 1~2 两

酱鸡翅配菜（鸡翅 100 克，白菜 80 克）

蒜蓉西兰花（西兰花 150 克）

晚餐：软米饭 1~2 两

干贝豆腐菜心汤（干贝 15 克，豆腐 50 克，菜心 100 克）

素炒四宝（玉米粒 10 克，豌豆 5 克，胡萝卜 20 克，干香菇 5 克）

注意事项：汤类菜要喝汤吃肉。

（3）乳腺癌放疗的营养食谱

早餐：小米绿豆山药大枣粥 1 碗（中等大小，小米 40 克，绿豆 5 克，山药 10 克，大枣 3 枚）

蒸蛋羹 1 个

豆浆250毫升

上午加餐：雪梨银耳冰糖羹（用搅拌机捣成泥状）

午餐：红豆软饭2两（红豆15克，大米85克）

黄芪荸荠乳鸽煲（荸荠10克，乳鸽120克，黄芪少许）

香芹百合（香芹200克，鲜百合10克）

下午加餐：酸奶200毫升（最好选带益生菌的）

晚餐：两面馒头1~2两

肉丝炒保龄菇（肉50克，菇150克）

凉拌海藻（海藻100克，油盐少许）

注意事项：汤类菜要喝汤吃肉。

（4）乳腺癌化疗的营养食谱

早餐：薏仁米大枣阿胶粥（阿胶有5克即可，薏米25克，大枣3枚，大米25克）

茶鸡蛋1个

豆浆1杯（250毫升）

上午加餐：果蔬汁250毫升

午餐：小米海参粥1碗（中等大小，小米30克，海参1根）

杏仁糕1两（面粉50克，杏仁少许）

枸杞子乌鸡汤（乌鸡120克，枸杞子少许）

清炒小白菜胡萝卜（小白菜250克，胡萝卜少许）

晚餐：小豆包1~2两

红烧海鱼（鱼150克）

清炒芦笋（芦笋150克）

晚加餐：坚果10~15克或牛奶250毫升+饼干2块（或其他小点心）

注意事项：化疗食谱中有汤类菜，最好先吃肉最后少喝汤，以免造成饱胀感影响进食量或恶心症状加重。

（5）乳腺癌伴高尿酸血症的营养食谱

早餐：低脂牛奶250毫升

小米百合粥1碗（中等大小，小米50，干百合10克）

拌黄瓜海蜇丝（黄瓜75克，海蜇15克，两种食材调味即可）

午餐：米饭1~2两

清炒鸡丁莴笋胡萝卜丁（鸡肉50克，莴笋100克，胡萝卜10克）

炒菠菜木耳（菠菜100克，干木耳1克）

加餐：苹果1个（中等大）

晚餐：花卷1~2两

西红柿炒蛋（1个蛋黄，2个蛋清，西红柿80克）

冬瓜香菜（冬瓜200克，香菜少许）

注意事项：

①高尿酸患者急性发作期，最好完全从蛋类、奶类及奶制品摄取优质蛋白质。

②非发作期也不要选动物内脏及浓汤类食物。海鲜类选海参、海蜇、鳗鱼、草鱼、鲤鱼、虾等。畜禽肉适量摄入，并在烹

调前先用凉水下锅焯一下再烹调，以减少嘌呤的摄入。

③低脂饮食，以防止油脂摄取太多而阻断尿酸的排出。注意多饮水。

（6）乳腺癌伴糖尿病食谱

早餐：金银卷 1 两（玉米面 10 克，面粉 40 克）

豆浆 250 毫升

鸡蛋 1 个

拌芹菜海带银芽（芹菜 30 克，海带 10 克，豆芽 20 克，三种食材焯一下调味即可）

午餐：荞麦米饭 2 两（荞麦 30 克，大米 70 克）

虾仁豆腐（虾仁 75 克，豆腐 80 克）

蒜蓉油麦菜（油麦菜 250 克）

下午加餐：苹果 1 个（中等大小）

晚餐：紫米发糕 1 两

溜鸡片山药木耳（鸡肉 50 克，山药 30 克，干木耳 2 克）

素炒茄丁西红柿（茄子 150 克，西红柿 50 克）

温馨提示：每日要吃够 1 斤蔬菜、4 两水果（如果血糖波动较大，可用西红柿或黄瓜替代水果）。

以上糖尿病饮食仅作为参考，如果患者的血糖控制不好，请到医院临床营养科咨询营养师，经过详细评估后，他们会给您进行个体化的饮食指导。

（7）乳腺癌低脂低盐食谱

早餐：玉米面发糕 25 克（玉米面 10 克，面粉 1 5 克）

荞麦燕麦粥1碗（中等大小，荞麦10克，燕麦15克）

煮鸡蛋1个

拌芹菜黄豆（芹菜50克，黄豆5克，两种食材焯一下调味即可）

午餐：红豆饭1.5两（红豆15克，米60克）

白灼虾配菜（虾150克，生菜50克，虾用水焯熟，生菜浇汁）

蒜茸茼蒿（茼蒿200克）

烹调油10克

盐1.5克

下午加餐：葡萄或猕猴桃（葡萄十几粒或猕猴桃1个）

晚餐：紫米面馒头50克（紫米10克，面粉40克）

烩鸡片香干莴笋（鸡肉50克，香干10克，莴笋50克）

炒油菜香菇（油菜200克，干香菇2克）

烹调油10~15克

盐1.5克

（8）乳腺癌便秘的营养食谱

早餐：麦片豆浆粥（燕麦片50克，豆浆200克）

全麦面包1片

拌桃仁菠菜（菠菜75克，核桃仁10克，菠菜焯一下和桃仁调味拌即可）

加餐：苹果1个或酸奶200克

午餐：荞麦馒头2两（荞麦30克，面粉70克）

三鲜鸡腿菇（鸡蛋30克，肉50克，鸡腿菇50克）

清炒茼蒿木耳（茼蒿200克，干木耳2克）

西红柿蛋汤（西红柿50克，鸡蛋30克）

下午加餐：香蕉（熟一些的）

晚餐：糙米饭1~2两

氽小丸子萝卜香菜（肉50克，萝卜100克，香菜少许）

西兰花翅胡萝卜（西兰花150克，胡萝卜少许）

芋头鸭汤（芋头50克）

温馨提示：以上食谱中的食物可根据自己的情况灵活选择，粗杂粮多了可换一样细粮，提供的食物只给患者参考。

（9）乳腺癌腹泻的营养食谱

早餐：大米莲子芡实粥1碗（中等大小，大米50克，莲子5克，芡实5克）

煮鸡蛋1个

上午加餐：酸奶200毫升（最好有益生菌）

午餐：肉丝龙须面1碗（中等大小，肉25克，龙须面50克）

清蒸黄鱼（鱼150克）

下午加餐：蔬果汁250毫升

晚餐：山药大枣粥（煮熟后大枣去皮，山药15克，大米50克）

汆小丸子冬瓜香菜（瘦肉30克，冬瓜50克，香菜少许）

（10）温馨提供食疗方

1）乳腺癌患者除积极的治疗外，还应该注意饮食的营养和调配，以应对或改善贫血、白细胞低、精神疲倦、头晕、视物模糊、心悸、气短、毛发不泽或易脱落、羸瘦萎黄等症状。

[食疗方]　当归3克、黄芪5克、熟地3克、砂仁2克、枸杞子3克、紫米15克、大米15克、小米20克、花生米15克、红小豆10克、小枣25克。

[食疗功用]　补气养血、开胃和中，提高机体免疫功能、强身抗癌等功效。

笔者随机对几十例放、化疗患者使用上述食疗方的效果进行了观察，症状均不同程度的得到了改善。

[做法]　把中药备齐煎至100毫升去渣待用，把粥煮至8成熟后，汤药倒进粥里直至煮熟。每天坚持喝1~2碗，这样效果较好，也可随自己的喜好调整口味或甜或咸。

2）针对放射治疗患者有咽干、咽痛、大便燥结等症状，应用食疗润燥粥后，上述症状明显减轻。

[食疗方]　生地3克、元参3克、麦冬3克、陈皮2克、银耳3克、山药10克、大米25克、小米25克。

[食疗功效]　清热解表、利咽、滋阴润燥、健脾和胃、润便等功效。

[做法]　生地、元参、麦冬、陈皮煎成100毫升汤药，过箩弃渣备用，银耳、山药切碎，用无油干净的锅把水（大约800

毫升）烧开，放入小米、大米、银耳、山药和煎制的汤药一起煮，煮熟后（大约剩300毫升）就可食用。如果用高压锅或电饭煲煮效果更好，口感更细滑，便于吞咽。

自制蔬菜汁：

［做法］　胡萝卜3两、西红柿3两、小白菜3两、油菜3两等蔬菜洗净备好，锅内放水500毫升烧开，随即把蔬菜切成小块放入锅中，再放10克（1茶勺）植物油，盖上锅盖，煮沸后再煮2~3分钟关火，不开盖放置温凉后，用捣碎机捣碎过细箩，1杯营养的蔬菜汁就做成了。

温馨提示：这款蔬菜汁经营养专家们鉴定，维生素矿物质等营养成分丰富，可以推荐给患者饮用。

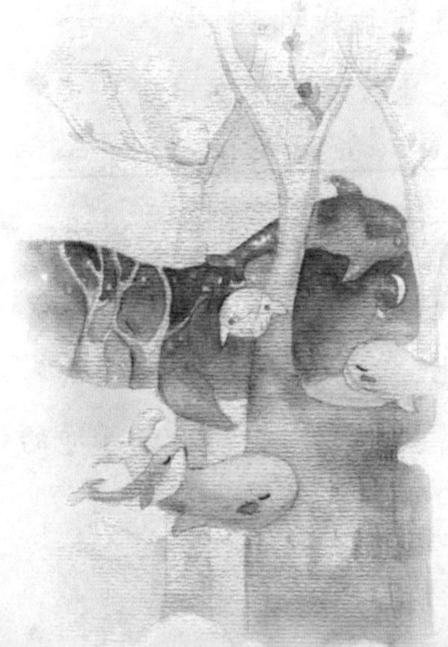

三、用药篇

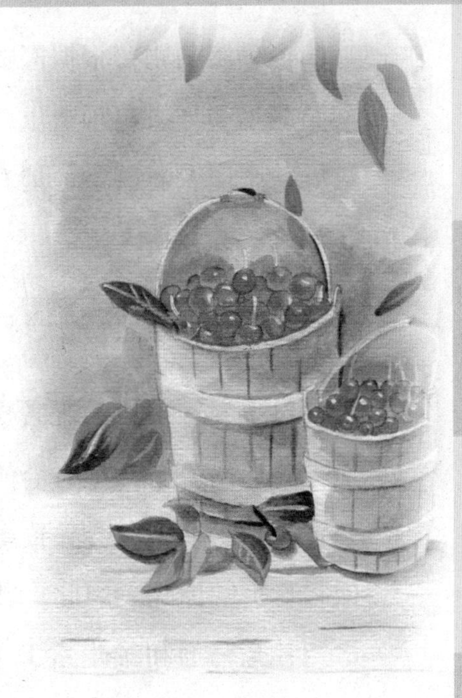

122. 哪些乳腺癌患者术后需要内分泌治疗？

乳腺癌患者术后是否服用内分泌药物，取决于术后病理检测结果，雌激素或孕激素受体有一个阳性的，或二者均为阳性的建议内分泌治疗。

123. 内分泌药物可以间断服用吗？

内分泌药物要根据医嘱服用至少 5 年，没有特殊情况不可以间断服用，如果出现严重药物副反应或在服药期间复查发现肿瘤进展，则应及时就诊，请专科医师给予治疗调整。

124. 乳腺癌内分泌治疗时为什么要定期测定骨密度？

对于女性来说，雌激素是阻止骨骼中钙质流失的重要因素，而乳腺癌内分泌治疗时会使患者的雌激素水平降低，如果不采取一定的预防措施，会导致患者的骨质减少，从而增加患者骨质疏松和骨折的风险。因此，乳腺癌患者在接受内分泌治疗时，通过适当补充钙剂和维生素 D 可以有效地预防骨质疏松。而且，乳腺癌患者还应定期测定骨密度，以评估患者骨骼的伤害程度从而制订治疗方案，根据不同阶段选用不同程度的抗骨质疏松药物，必要时可以使用降钙素、活性维生素 D 或双磷酸盐来阻止骨量流失。

125. 血脂异常如何选用内分泌治疗药物?

研究发现，影响女性血脂改变的主要因素是雌激素而非年龄。女性绝经后，容易出现血脂升高，从而增加发生动脉粥样硬化性心血管疾病（ASCVD）的风险。既然雌激素与血脂、ASCVD都有着密切的关系，那么，绝经后早期乳腺癌患者若长时间接受内分泌治疗，雌激素水平将大幅减退，势必增加动脉粥样硬化性心血管疾病发生的风险。因此，绝经后乳腺癌患者在接受长期内分泌治疗时，应根据血脂指标选择内分泌治疗药物，对于血脂异常的乳腺癌患者可选用甾体类芳香化酶抑制剂。

126. 乳腺癌患者在化疗期间会服用一些药物，用什么水服药最好?

乳腺癌患者在化疗期间医生会开一些止吐药、升血药、保肝药，服用药物使用温白开水最好。

127. 服药时能用牛奶、果汁代替水吗?

因为牛奶、果汁等可能会改变药物的吸收分布特性，所以不推荐使用牛奶、果汁等服用药物。

128. 能用茶水服药吗?

茶水中含有茶碱，可能会改变某些药物的吸收分布特性，所以最好不使用茶水服药。

129. 用药期间为什么不能喝酒?

酒精会干扰药物代谢，影响药效。大多数药物进入人体后须经肝脏代谢，而酒精的存在会干扰这一过程，从而使药物作用减弱。酒精还会使其代谢产物无法正常排泄，而转向与肝、肾细胞结合，从而造成肝、肾组织的损伤，严重时可导致肝坏死。另外，酒精还会增加药物对胃肠道的刺激作用，严重者可引起消化道出血。此外，许多药物可抑制肝脏中的解酒物质发挥作用，使酒精的代谢中间产物乙醛在人体内蓄积，引起毒性反应。

130. 服药期间饮食应注意什么?

均衡健康饮食，忌辛辣刺激的食物，服用药物较多时最好每个药物之间能够间隔 30 分钟，如果用药过多也要将口服化疗药与其他药物分开口服，中成药和西药也要分开口服。另外，要仔细看药物说明书，看清药物是饭前服用还是饭后服用，例如胃动力药（如吗丁啉）是饭前半小时口服。

131. 胶囊药物能掰开吃吗？

不可以。药物制作成胶囊是为了让药物更好地吸收并发挥作用，如果掰开，就会影响药物的效果，甚至造成不良后果。一些缓释制剂禁止掰开口服，如果掰开口服可造成瞬间的血药浓度升高，会出现不良反应，也没有达到缓慢释放的效果。

132. 药物少服一次怎么办？

如果是抗肿瘤药物或内分泌药物，请即刻咨询门诊医生。如果是提高免疫力或提高血象的药物，下一顿药物仍按原来的量继续服用即可。

133. 在家口服药物治疗期间总是忘记吃药，怎么办？

通常来说，只有严格按照医生医嘱或药物说明书服药，才能确保使用的药物安全有效。因此，为了避免患者忘记服用药物，可以采用以下方法：

（1）用手机备忘录或闹钟提醒：提前把服药时间、剂量等输入手机备忘录，提醒自己吃药。如果是老人，提醒的铃声应该大一些，以便能够及时听到提醒。

（2）制作一个简易的用药台历：把药名、服药时间和次数都备注在上面，每吃完一次，就在相应的位置上打一个勾。台历最好放在每天都能经过的地方，如水壶旁、床头柜或者客厅的茶几等，这样能随时提醒自己服药。

（3）使用分药盒：分药盒对于需要长期服用药物的患者来说非常方便。患者可以每周将下一周需要服用的药物进行整理，并将分药盒放在显眼的地方。分药盒的优点就是外出时也可以随身携带。

以上方法患者可以根据自己的情况任选一种，也可以结合起来使用。

134. 每日同时要吃多种药物，需要注意什么？

临床上，有些癌症患者需要同时吃几种药，建议平时服药种类多的患者注意以下几点：

（1）多种药物之间可能存在药物相互作用，应咨询医生或药师如何正确服用这些药物。

（2）不同类型药物应当将服药时间错开。

（3）小病别擅自加药：慢性病药物多需长期使用，服药种

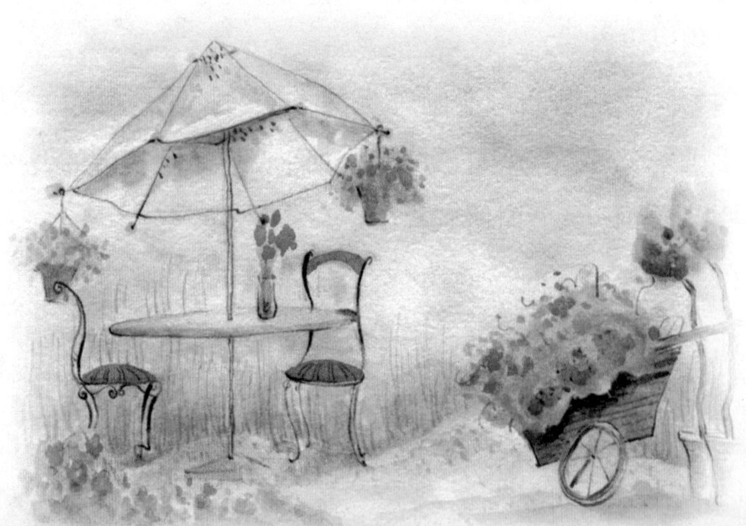

类相对固定。擅自增加用药种类，还可能造成两种药物共有的成分过量，引起不良反应。

（4）保健品不能贪多，正规保健品能起到一定的辅助治疗效果，但也可能和药物发生相互作用，危害自己的身体。

总之用药时应严格遵医嘱，并注意观察自己是否出现严重皮疹、恶心、呕吐等症状，必要时就诊，在医生指导下调整用药方案。

135. 治疗癌痛的药物有哪些？

治疗癌痛的药物主要有三类：第一类为非甾体类镇痛药，常用的有阿司匹林、布洛芬、塞来昔布等，镇痛作用较弱，没有成瘾性，使用广泛、疗效确切，用于一般常见的疼痛，但如果使用不当，也会对人体健康造成损害。第二类是弱阿片类镇痛药，以曲马多为代表，其止痛效果是吗啡的1/10，主要用于中等程度疼痛及手术后疼痛等。第三类是强阿片类镇痛药，以吗啡、芬太尼等为代表，这类药物镇痛作用强，有严格的管理制度，主要用于重度疼痛患者。除上述三类镇痛药外，还有其他一些镇痛药，如中药复方镇痛药等。

136. 使用阿片类药物为什么会发生恶心、呕吐？应该怎么处理？

阿片类药物是非常有效的镇痛药物。它在镇痛的同时也会产生一些不良反应，如恶心、呕吐、便秘等。产生恶心、呕吐的原因是因为阿片类镇痛药会直接刺激位于人脑中控制恶心、呕吐的区域，因此，患者会容易产生恶心、呕吐的反应。在开始使用吗啡时，有2/3的患者会出现恶心和呕吐，持续时间大约7天。

通常来说，在服用阿片类药物镇痛时，医生会预防性的给予一些止吐剂。在阿片类镇痛药的用量趋于稳定后，由于药物而引起的恶心、呕吐几乎消失。在呕吐严重期，可以遵医嘱服用止吐药物。如果仍然发生了恶心、呕吐，呕吐完后患者应该清水漱口，保持口腔卫生。

137. 使用阿片类药物为什么会发生便秘？发生便秘时应该怎样应对？

阿片类药物作用于中枢神经系统，主要产生镇痛作用。而其作用于胃肠道的主要作用是抑制胃肠道的蠕动，减少胆汁、胰液的分泌，而且阿片类药物在胃肠道的分布比例均较高，因此对胃肠道的影响也较大。对于长期口服阿片类镇痛药的患者，可能会引起严重的便秘。患者服用阿片类药物期间应多喝水，多吃含纤维的食物，或使用一些防治药物如番泻叶、麻仁丸、酚酞片、乳果糖、聚乙二醇电解质散等。通常在预防性的给予通便药物后，绝大多数患者均能耐受。

138. 服用阿片类药物会上瘾吗?

药物成瘾是一种慢性、复发性、患者不顾后果持续服药的强迫行为，就是我们所说的药物依赖性，分为躯体依赖性和精神依赖性两大类。躯体依赖性不等于成瘾性，而出现精神依赖才是成瘾的表现。患者长期用药后突然停药出现流鼻涕、打哈欠、出汗、烦躁等症状，这是长期使用阿片类药物的正常生理变化，与成瘾性是完全不同的。采用逐渐降低剂量的方法就能防止戒断的发生，因此在医生的指导下规范使用阿片类药物发生成瘾的可能性极低。

139. 怎么使用芬太尼透皮贴剂?

芬太尼透皮贴剂是一种用于止痛的贴剂，应在躯干或上肢未受刺激及未进行放疗的平整皮肤表面使用。如有毛发，应在使用前剪除（不要使用剃须刀剃除）。使用前可用清水清洗所贴部位，不能用肥皂、沐浴乳等刺激皮肤或改变皮肤性状的用品，使用前皮肤应完全干燥，没有破溃。

止痛贴打开后应马上使用。贴好后用手掌按压半分钟，保证止痛贴和皮肤完全贴合，尤其注意其边缘部分，避免有卷边出现而影响药物使用。一帖可以持续 72 小时，更换新贴时要更换所贴部位，几天后才可在相同的部位重复贴用。

四、心理帮助篇

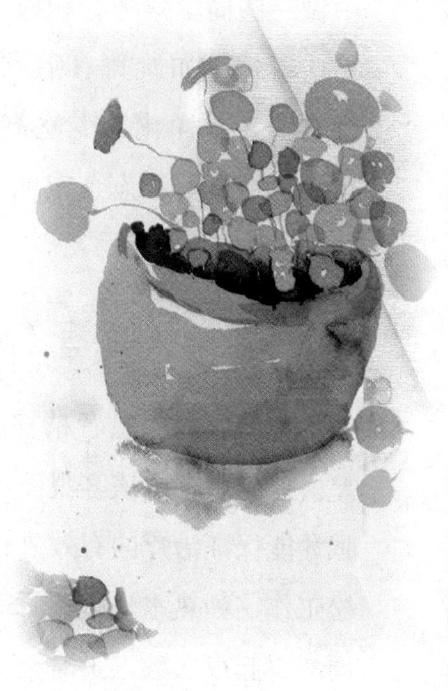

140. 得知乳腺患癌，患者应当如何面对?

首先希望患者要接受事实，积极面对，配合医务人员尽早治疗（配合医生选择手术、化疗、放疗或是内分泌治疗）。现在癌症像糖尿病、高血压一样已经成为了一种慢性病。基于医疗水平的发展，不再是谈癌色变的时代了，所以要努力调整好自己的心理，不要压抑自身的情绪，过分压抑是不利于治疗的，您可以选择合适方式将不良情绪发泄出来，譬如向人倾诉或根据自身喜好做一些事情转移注意力。手术患者坚持术后患肢的功能锻炼；放化疗患者注意做好防护，防止各种感染，并根据反应程度调节饮食；康复期患者每月做好乳腺自检，生活中做一些简单家务，积极参加社交活动，或根据自己的爱好做一些事情，如跳舞、唱歌、种植花草等。饮食上注意合理膳食，饮食多样化，少吃高脂类食物。适当锻炼身体，控制体重，保持良好心态，定期复查。

141. 发现乳腺癌后，患者睡眠一直很差，怎么办?

查出癌症后患者精神压力一般都很大，往往造成睡眠质量差。首先患者应该客观面对，树立战胜癌症的信心，只有好的睡眠才能保证治疗的有效进行。此外，还可以尝试做一些睡前的放松工作，如热水泡脚、听舒缓音乐等，睡觉前减少水分摄入，以便减少起夜次数，平时不要饮用咖啡、茶水等。当患者睡眠实在困难时可向医护人员求助。

142. 患者担心化疗会影响家人，这种想法对吗?

首先，家人是希望患者健康，他们愿意配合医生为患者治疗，这无需过多担心。其次，医生为患者订制治疗方案时会考虑患者的经济状况，征求患者的同意，除了一些药物是可以报销的，另外还有一部分靶向药物有免费赠药活动，这样可以为患者减轻经济负担。

再次，当患者住院期间家里人因种种原因无法陪护，患者需要任何帮助时可按呼叫器通知护士提供帮助。在患者打过化疗后，患者的一些排泄物会含有化疗药成分，所以对呕吐物、排泄物要正确及时清理，住院期间孕妇、儿童尽量不要进入病房。

143. 乳腺癌手术后患者应怎样面对镜子里的“自己”?

生命的美丽并不局限于它存在的外在。患者所创造出来的价值以及患者的存在为家人、朋友带来的希望是任何事物都无法取代的，因此要试着接受自己，积极阳光地生活，让生命绽放美丽。

144. 患者担心女儿也会得乳腺癌，怎么应对?

家族中有亲属患乳腺癌，如母亲、姐妹、外祖母、表姐妹等，患乳腺癌风险略有增加，但不一定会患癌。通过亲属患病从而提高警惕，经常体检并关注癌症预防知识，如戒烟戒酒，减少高脂肪食品的摄入，少吃动物内脏、油炸、烧烤食物，作息时间规律，锻炼身体，控制体重，学会定期做乳腺自检，定期做健康体检。保持积极健康心态。学会释放压力。当身体出现一系列不正常信号（如乳房肿块、乳头溢液等）时，及时就诊。因此可能反而能坏事变为好事。但如果家族中有多人患癌，则家族中遗传基因可能存在变异，如 BRCA 基因突变等，患癌风险明显增加，但也无需过于惊慌，要更加关注癌症预防知识，同时增加体检的频率，增加体检项目，争取早期发现可能发生的癌症。如果早期发现、采用正规治疗和注意治疗后保健，预后也许会有所改善。

145. 患者乳房缺失，怎样面对配偶?对性生活没有兴趣怎么办?

首先要坚信对方是爱你的，不会因为身体残缺而嫌弃你。生活中您可以佩戴合适的义乳，也可以考虑乳房再造增加信心。将自己的想法说出来，可以得到对方的体谅，性生活不能强迫进行，可以通过生活上相互体贴等性爱方式来加以补偿。

146. 患者一想到化疗就感到恶心，甚至想到医院就会恶心，如何解决？

此症状为预期性恶心、呕吐，是条件反射，指经历过一周期或两周期化疗的癌症患者，在下一次用药物之前所发生的恶心、呕吐，药物治疗效果差，可通过心理行为干预缓解。发病率随着化疗次数的增加而增加，通常在化疗中曾经有恶心、呕吐经历的患者容易发生。另外与患者个体因素有关，个体差异主要是受精神及环境因素的影响，包括饮酒史、性别、年龄、体质、化疗史等等。女性患者较易出现紧张、恐惧、焦虑等不良情绪，恐惧、紧张的心理降低了机体对恶心、呕吐的耐受性，尤其是曾有过妊娠剧吐的患者，化疗时较易出现恶心、呕吐反应。这是一种称为“条件反射”的心理反应，患者要努力克服。首先要改变不良认知行为，正确认识预期性恶心、呕吐，患者对预期性恶心、呕吐的认知程度高及承受能力强，其发生预期性恶心、呕吐的次数少。防止预期性恶心、呕吐发生，可以选择自己喜欢的事情去做，或者听一些自己喜欢的音乐、读书、十字绣等以转移注意力。

147. 乳腺癌患者能正常工作吗？

如患者一般情况允许，可以正常工作，但避免强体力工作，工作时注意不要过度劳累。重回工作岗位，可以重建患者的自身价值感。

148. 乳房切除手术后的患者如何面对单位同事？还能回到工作岗位吗？

乳腺癌患者乳房缺失，只是身体外形的改变。外形的改变可以通过佩戴义乳或乳房再造使身体外形得以纠正，不要过分担心。工作年龄段的患者可以回到工作岗位正常工作。只要积极配合治疗，调整好心态，体力允许，原则是以不感觉疲劳为宜。

149. 乳腺癌患者返回工作岗位后如何进行心理调适？

患者重回岗位后，加强与人交流，主动向好友倾诉心中的不高兴，会得到他们的理解与支持。不要有自卑感，癌症已经成为了一种慢性病，只要配合治疗，保持好的心态，是可以像正常人一样工作与生活的。

150. 患者总担心肿瘤复发、转移，心理压力很大，怎么办？

烦闷担心是不利于健康的，对您的康复是没有任何帮助的，所以不要有不必要的担心。您要做的就是调整好心态，规律生活，定期复查。如果实在紧张烦闷，可以尝试以下放松的方法：

（1）呼吸放松：两膝半屈（或在膝下垫一个小枕头）使腹

肌放松，两手分别放在前胸和上腹部，用鼻子缓慢吸气时，膈肌松弛，腹部的手有向上抬起的感觉，而胸部的手原位不动；呼气时腹肌收缩，腹部的手有下降感。患者可每天进行练习，每次做5~15分钟，每次训练以5~7次为宜，逐渐养成平稳而缓慢的腹式呼吸习惯。需要注意的是呼吸要深长而缓慢，尽量用鼻而不用口。

（2）想象放松：放松地坐好，闭上眼睛开始想象，可以积极地投入到某项自己喜欢的、有意义的工作或娱乐中去，如画画、书法、听音乐、看电影、看电视等。

（3）还可以走到大自然中去，让自然界鲜艳的花草、清新的空气来带走您的不愉快的心情。

（4）运动放松：散步、慢跑、体操等，原则是以自己不感到疲劳为宜。

（5）倾诉的方法：找一个自己信赖的对象，把痛苦全都说出来，以得到对方的安慰和鼓励。

（6）发泄的方法：当您感到心理特别压抑难受的时候，可

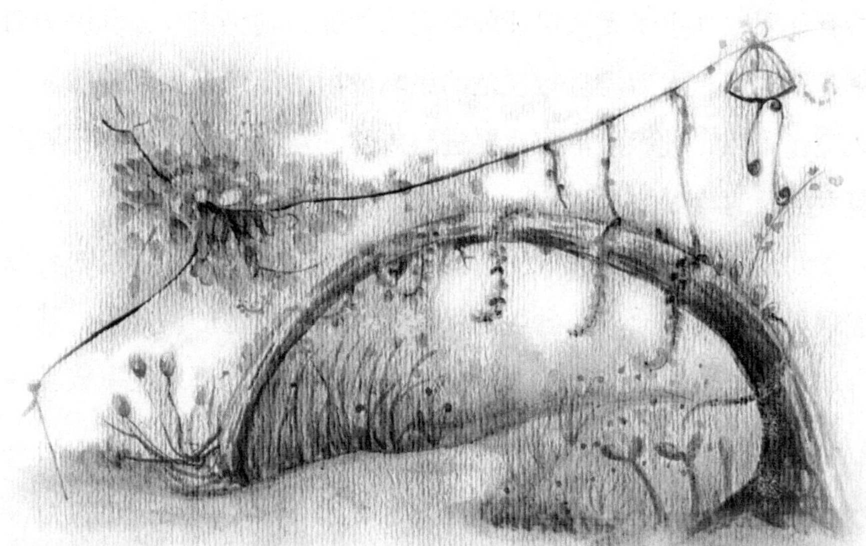

以找一个合适的场所大喊；想哭时，大声地哭出来；平时喜欢跳舞的人可以尽情地跳舞等。通过以上方法来减轻心理压力，促进心理健康。

151. 患者保乳术后总担心保留乳房不安全，怎么办?

随着乳腺癌知识的普及与乳腺检查技术的提高，越来越多的乳腺癌得到早期诊断，并获得保乳治疗机会。虽然保乳治疗提高了乳腺癌患者术后的生活质量，但同时也给一些患者带来了“保乳手术”是否会增加复发风险的担忧。

为了解除这种过分的担忧，我们应当对乳腺癌保乳治疗有一个科学的认识。规范的乳腺癌保乳手术已开展了 30 余年，它有一套规范的诊疗流程：首先，保乳手术患者术前需进行保乳可行性的评估，全面的乳房及肿瘤影像学和病理学检查，排除多灶、肿瘤范围过大、不适合术后放疗等保乳禁忌情况，只有符合保乳条件的患者才有机会实施保乳手术；其次，术中、术后要进行手术切缘病理学检查，以保证癌灶的完整切除，避免残留，若病理检查证明保乳手术无法保证肿瘤完整切除，则仍需改为乳房全切手术；第三，术后需进行规范的患乳放射治疗，以控制肿瘤复发风险；第四，乳腺癌治疗后要进行规律的定期复查，以利于肿瘤复发的及时诊断与再治疗。

几乎所有国际上大规模、随机对照研究均证实，规范的乳腺癌保乳治疗是安全的，乳腺癌保乳患者经过规范的治疗后，其生存率、远处转移率与乳房全切患者无差异，仅局部复发率较乳房全切患者高 5%以内。

152. 服用内分泌治疗药物后，患者觉得自己不像女人了怎么办？

患者内分泌治疗后常会出现面部潮红、体重增加、多汗、头痛、阴道干燥或阴道分泌物增多、骨关节疼痛等更年期症状，患者也许会因此产生不良情绪，但要清楚这些都是为了治疗疾病而出现的副作用，要努力调整好自己的心理，过分压抑是不利于治疗的，当患者的反应过于严重可告知医生，考虑是否需要调整药物，对于治疗期间出现的不良情绪，家属要给予充分理解。

153. 口服内分泌药物出现更年期症状，如何管控自身情绪？

患者内分泌治疗后常会出现面部潮红、体重增加、多汗、头痛、阴道干燥或阴道分泌物增多、骨关节疼痛等更年期症状，情绪容易激动，这时要学会控制自己的情绪。

美国人奇普·康利写了一本书——《如何控制自己的情绪：最有效的 22 个情绪管理定律》，原名 Emotional Equations。本书的作者发现用情绪方程："遗憾 = 失望 + 责任感"，"绝望 = 苦难 - 意义"，"焦虑 = 不确定性 × 无力感"，"幸福 = 想要拥有的 ÷ 拥有想要的"等可以帮助理顺纠结、重启人生的过程。有了这些情绪定律，人们可以用加、减、乘、除来运算经常找不到头绪的情绪波动。比如，当陷入焦虑之中，就去看看是否因为面临的不确定性在增加，且事情超出了自己的能力；如果有了猜忌心，那么就反思一下，是自己的自尊太强，还是感觉到了不被信任。情绪是细腻的，常常像丝线一样缠绕，时时对照情绪方程，就可以拎起主线，破解情绪困境，自己掌控自己的情绪。

第一，要驾驭愤怒情绪。其实，喜怒哀乐是人之常情，愤怒是一种激烈的情绪的表现，有一种气势，有一种震撼作用，经常发怒不好，对学习不好，对工作不好，对生活不好，对人际关系不好，对自己的身体也不好。加强心理的控制，提高修养。再就是理性的控制，锻炼自己的自控能力。

第二，要克服紧张情绪。压力、矛盾、冲突、风险、危机很容易使我们紧张，过多的紧张对工作、身体、生命都没有好处，那克服紧张的情绪方法是什么？有正确的目标，沟通协调，学会享受。

第三，避免急躁情绪。主要是培养自己的忍性，目标适当，

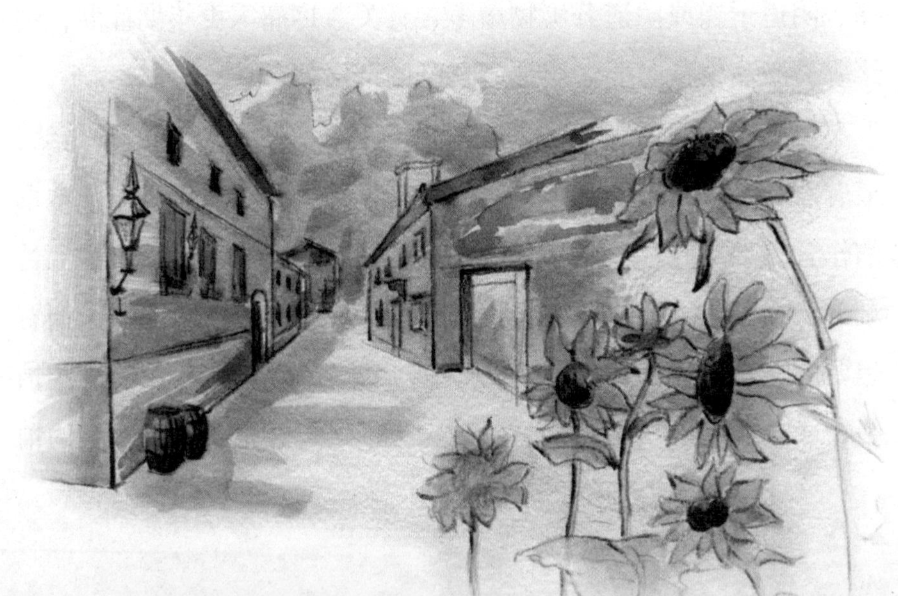

张弛有度，沉着冷静，学会冷处理。

第四，摆脱消极情绪。培养自己积极情绪、热情开放的心态、成就感的心态，自己找乐趣，自找乐子。

第五，合理宣泄。因压力大了，你控制一下，用语言行为来发泄心中不良情绪，保持心态平衡。放松发泄了。

第六，学会放松。很重要的一个方法就是幽默，要富有幽默感，幽默特别能够减轻精神的压力、心理的压力。

第七，顾及他人的情绪。不能光看自己的情绪，要顾及他人的情绪，感情用事就是没顾及他人的情绪。

第八，要营造情绪环境。这是一种无形训练、无声培养，极为重要。虽然是无形无声，道是无形却有形，此时无声胜有声。

154. 阻碍乳腺癌患者回归社会的相关因素有哪些？

（1）患者自身因素

①乳房缺失的生理与心理冲击，义乳的型号选择不好，造成乳房两边不平衡。

②化疗后肤色的黯淡，不会化妆或者不敢化妆。

③脱发后以及头发刚长出来的一段时间，头发比较短，害怕他人问起，不知道怎样回答。

④口服内分泌药物后出现更年期的症状，不会管控自身情绪。

（2）家庭因素：缺乏家庭成员的支持，家庭成员不支持患者走出去面对亲朋，而是有意不让患者走出去，即使家庭生活压力大，也不让患者上班。

（3）社会心理因素：患者害怕别人询问自己的病情，患者认为患病了就不用工作了，家属也这样认为，觉得患了乳腺癌自己的女性特征缺失，感觉不像女人了。

155. 被同事或者邻居询问应该怎样面对？

许多乳腺癌患者都害怕邻居对自己的询问，其实邻居只是关心并没有恶意，不要把这种询问认为是别人对你有什么看法，应当学会正确面对，不要有自卑感。患者自己要知道患病是一种自然现象，不是任何人能够阻止的。

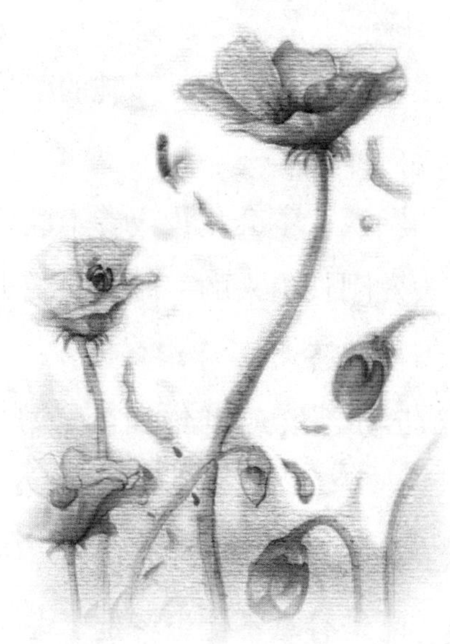

五、功能康复篇

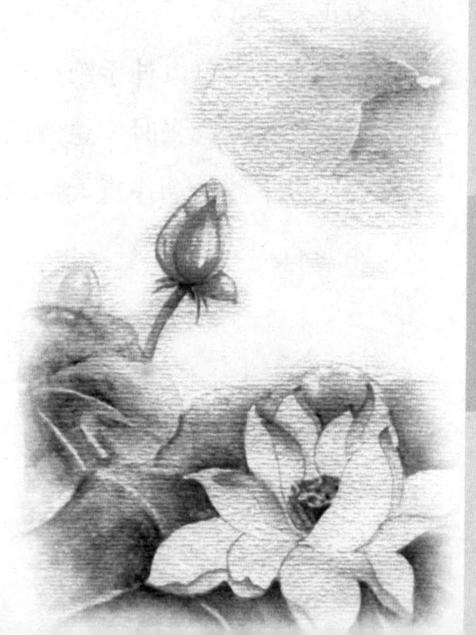

156. 乳腺癌手术后为什么要进行功能锻炼?

乳腺癌术后由于患者患侧的腋窝、胸肌受到手术的影响及之后的瘢痕挛缩，使部分患者出现关节僵硬、活动受限、淋巴水肿等功能障碍，在一定程度上影响了患者的日常生活。乳房切除后适度的活动可增加术侧手臂血液及淋巴液的回流，促进伤口愈合，预防淋巴水肿，改善肩关节灵活度，尽早恢复手部的动作及力量，加速身体复原。

157. 乳腺癌改良根治术后功能康复操如何进行?

手术后第一天便可进行手部运动，在得到医生的准许后逐渐增加肩部的运动。在进行伸展肩部的运动时，肌肉感到轻微拉扯为止，任何伸展动作均应缓慢流畅的进行。恢复活动应循序渐进，每天增加一点点的运动量，直至胸部及腋下不再感到紧绷为止。

当患者可以伸手跨过头顶，触摸到对侧的耳朵，而术侧腋窝不感到过度紧张时，患者已做到正常的肩部运动。坚持运动，可遵照以下图的动作每天活动至少重复三次，训练并保持良好的身体姿态。

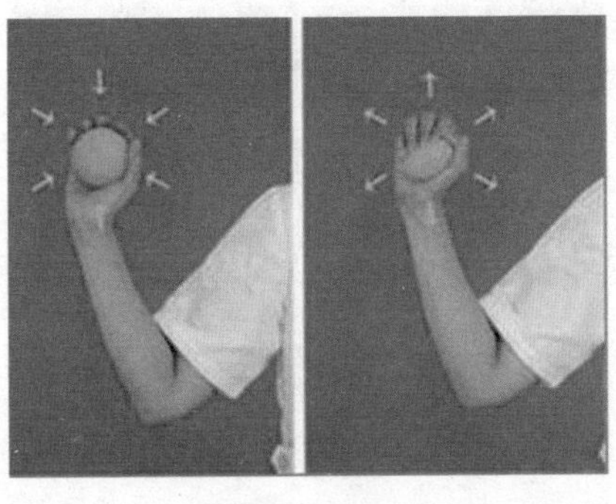

第一节　手部运动

手持软球，挤压、放松

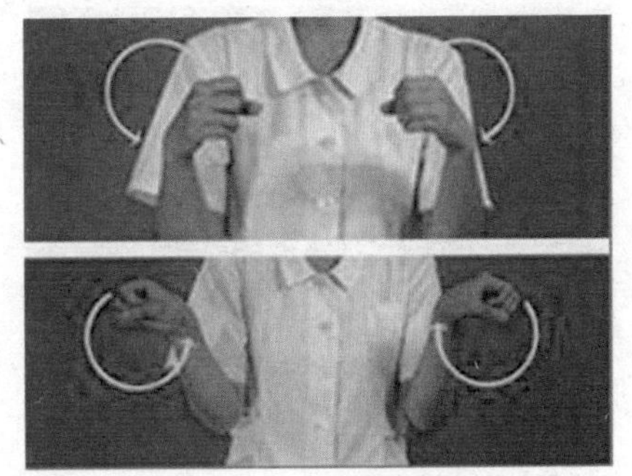

第二节　腕部运动

半握拳，沿顺时针、逆时针方向旋转手腕

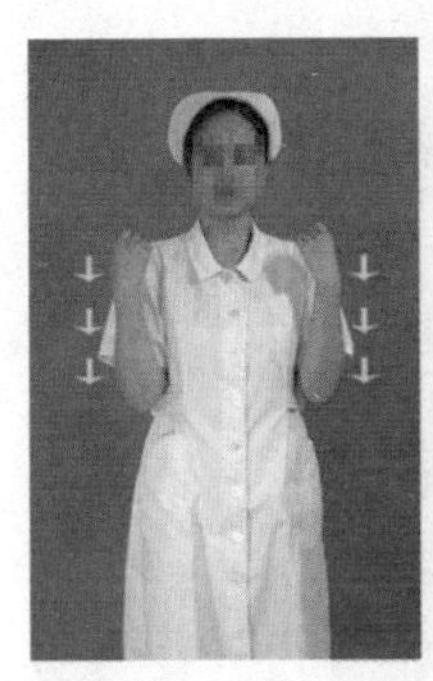

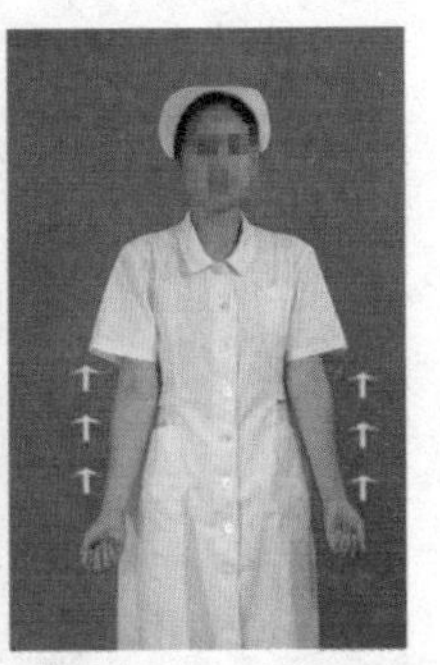

第三节　肘部运动

屈肘、伸直

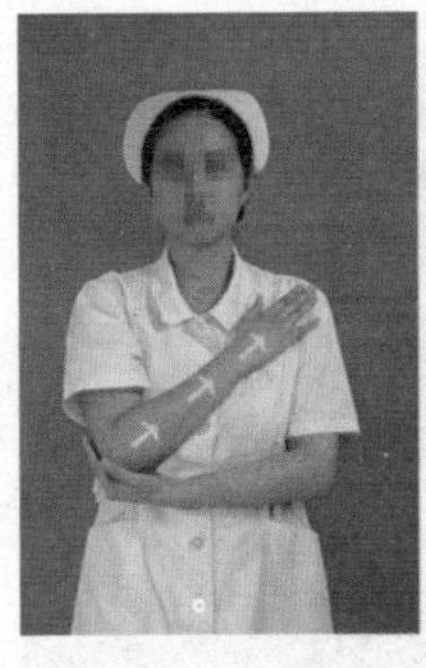

第四节　推肘运动

术侧手臂放对侧肩上，健侧手向内上方推动

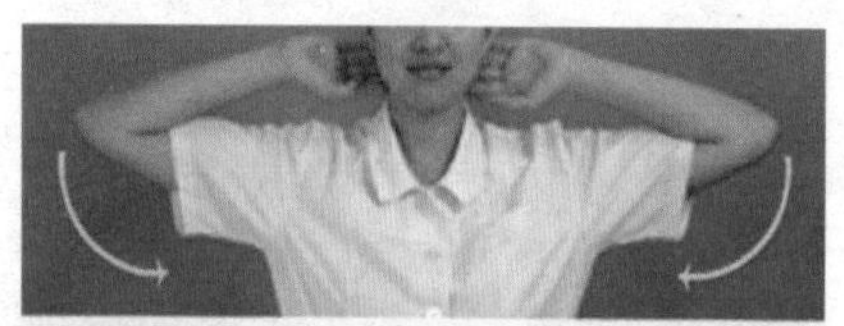
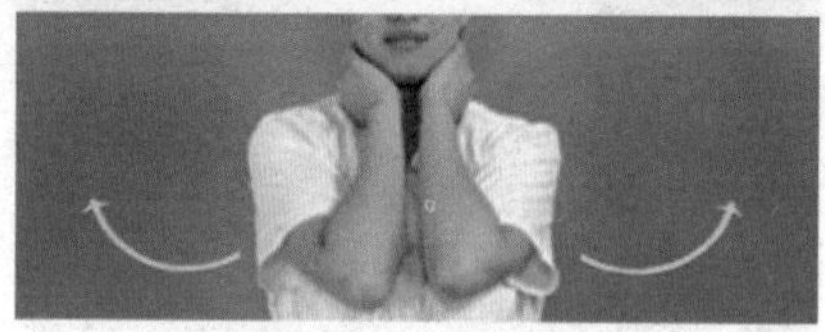

第五节　拉肘运动

双手交叉放在颈后，打开手肘，两侧手肘拉向前互相触碰

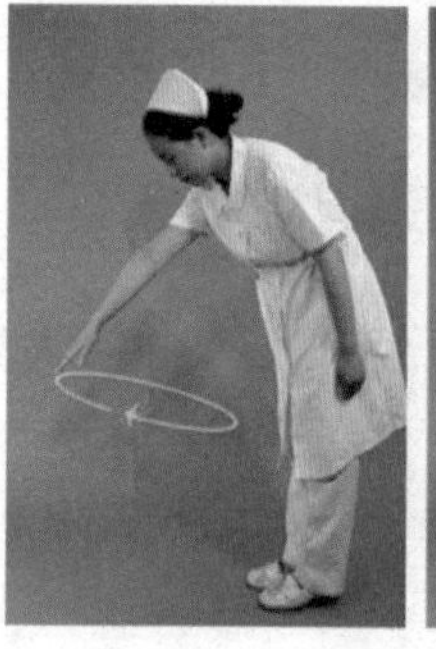
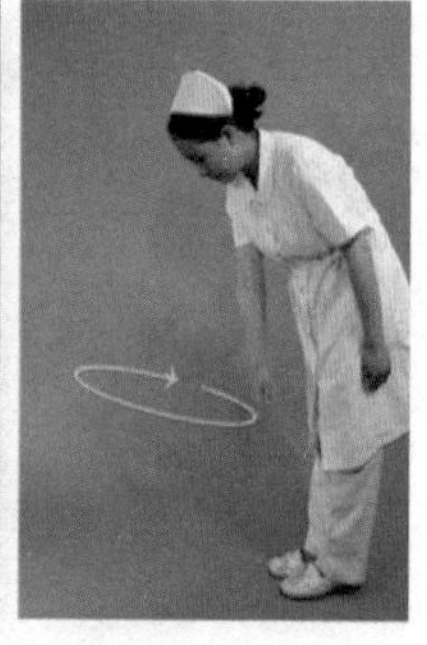

第六节　手臂摇摆

身体前倾，术侧手臂自然下垂，肩部发力使其向前、后、两侧绕圈，并逐渐增加摇摆的幅度和范围

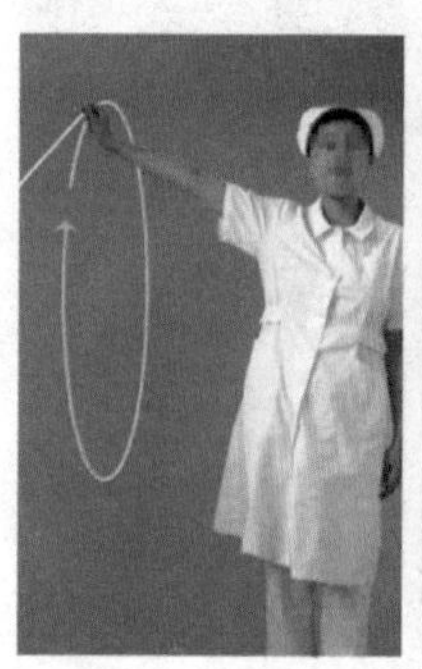
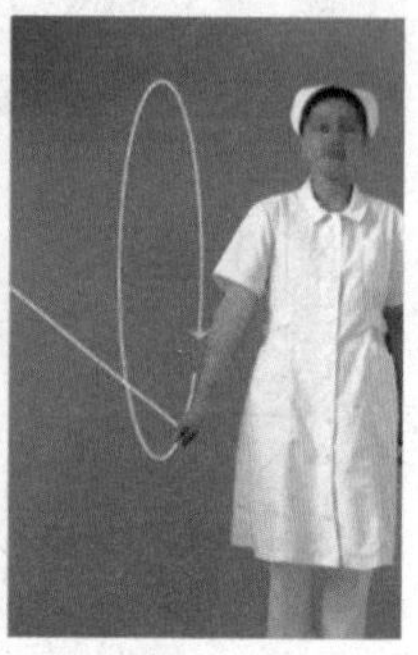

第七节　绳索运动

将绳系于门把柄上，手执尾端纵向顺时针、逆时针摆动手臂，并逐渐增加摆动范围

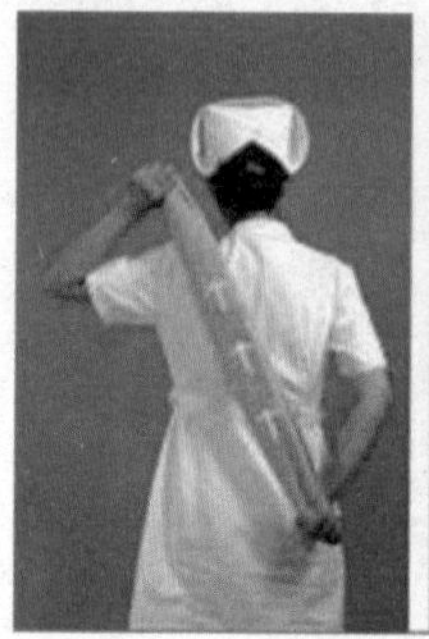
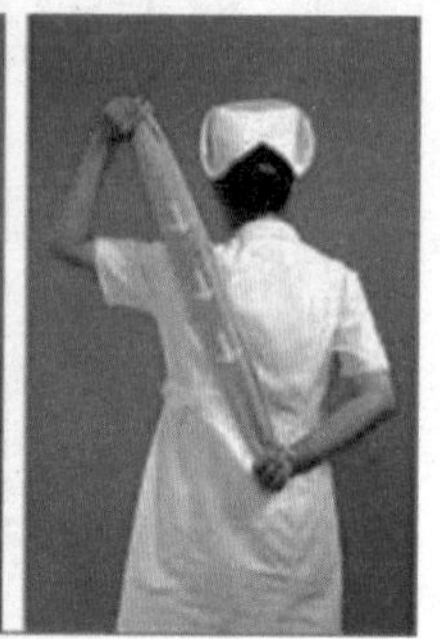

第八节　手臂后举

双手背后握毛巾两端，健侧手臂向上拉动术侧手臂

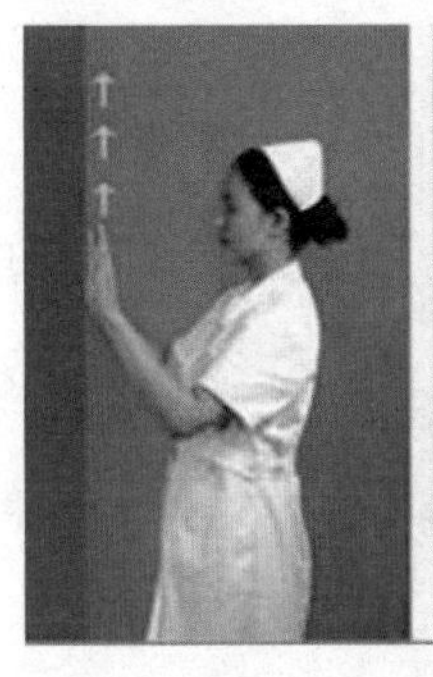
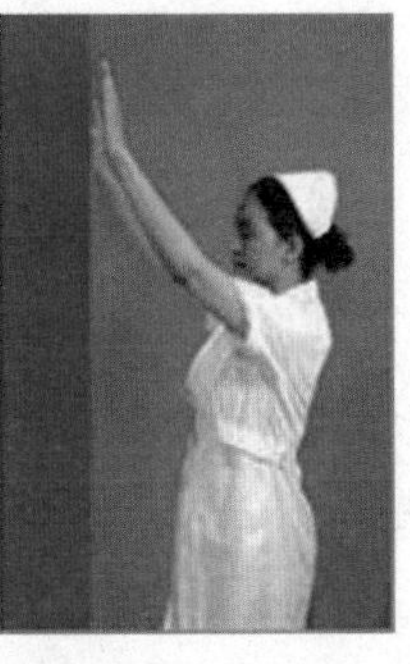

第九节　爬墙运动

双手扶墙，手指向上做爬行运动，直至伤口拉紧或感到疼痛为止，在墙上做记号，以便检查进度

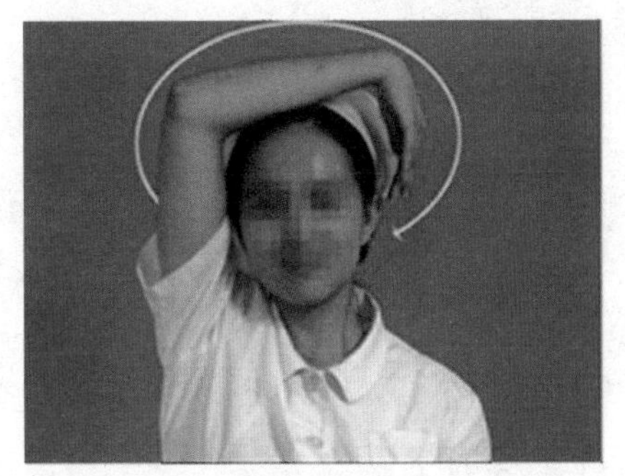

第十节　摸耳运动

患侧手臂过头顶，摸对侧耳朵

158. 术后功能康复操进行过早或过晚有何影响?

术后功能康复操进行过早不利于伤口愈合，尤其是肩关节活动过早、活动幅度过大，非常容易产生积液。而康复操过晚则可能因局部瘢痕形成而影响功能康复的时间与效果。

159. 术后达到正常的肩部运动可以不再进行功能锻炼了吗?

经过术后康复功能锻炼，肩部达到正常运动水平后，为了巩固疗效，还应坚持进行功能锻炼 2 年。

160. 治疗结束后休息一段时间，能游泳吗？

可以游泳。适当的运动，不但可以增强体质、缓解压力，而且可使全身各组织器官得到良好的氧气及营养的供应，维持最佳的功能状态。除此之外，还可以进行瑜伽、健身操、慢跑、骑自行车等有氧运动。

161. 什么是上肢淋巴水肿？

腋窝淋巴结清扫手术及放疗后淋巴系统受到破坏，使得淋巴液不能流通，积聚在皮下从而形成患侧上肢淋巴水肿。淋巴水肿通常在治疗后数月至数年出现，起初并无明显症状，可能只有手臂沉重、发胀、紧绷等不适感，接着才发觉手臂真的肿胀了。上肢淋巴水肿是乳腺癌腋窝淋巴结清扫术后的常见并发症，术后的放疗、外伤等因素会加重这一过程。

162. 术后导致或加重上肢淋巴水肿的因素有哪些？

（1）放疗：对于腋窝淋巴结转移的患者应常规进行腋窝淋巴结清扫手术，而腋窝淋巴结转移 4 个及以上的患者术后还需接受放疗，其发生上肢淋巴水肿的概率明显升高。文献报道根治术或改良根治术后加用放疗，上肢水肿的发生率可从 1/10 上升到 1/4。这与大量的放射线导致放射野内的血管和淋巴管闭塞、损伤有关，且放疗还能导致局部肌肉纤维化，压迫静脉和淋巴管，影响上肢淋巴回流，从而加重或引起上肢淋巴水肿。

（2）感染：若术后伤口愈合不好或护理不当造成感染，会进一步损伤淋巴管，同时会阻碍淋巴管的重建和侧支循环的建立，从而加重或引起上肢淋巴水肿。

（3）外伤：若术后患侧上肢受外伤，可引起局部组织释放组胺、炎性因子等化学物质，影响血管通透性等，进一步影响微循环，从而加重或引起上肢淋巴水肿。

（4）劳累、负重：术后患侧上肢大量运动或负重后，会使通过上肢的血液循环量增加，相应的淋巴生成量亦增多，从而加重或引起上肢淋巴水肿。

（5）年龄：随着年龄的增长，淋巴管-静脉短路逐渐减少，同时由于新陈代谢相对较慢，淋巴重建的功能也相对较差，整个淋巴引流的代偿能力下降，术后发生水肿的概率增加。

（6）肥胖：研究表明肥胖的患者术后发生水肿的概率较非肥胖的患者要高。体质指数越高水肿相对越严重。这可能使肥胖者更容易发生脂肪坏死，容易出现伤口愈合不良和感染。

因此，虽然有些上肢淋巴水肿是治疗带来的不可避免的副反应或无法避免的不利因素，无法预防和控制，但有些则是术后日常生活中不注意保护患肢造成的，所以乳腺癌患者在接受腋窝淋巴结清扫手术后的日常生活中应长期注意保护患肢的健康，最大限度避免或减轻上肢淋巴水肿的发生。

163. 乳房切除是否都可能引起淋巴水肿?

在前哨淋巴结技术发明前，同侧腋窝淋巴结清扫是乳腺癌手术必不可少的组成部分，腋窝淋巴结清扫术后由于部分患者术后出现上肢淋巴水肿，给不少患者造成乳房切除术会造成上肢淋巴水肿的错误认识。其实，随着前哨淋巴结活检技术在乳腺癌手术中越来越成熟的开展，越来越多的无腋窝淋巴结转移的乳腺癌患者可免于腋窝淋巴结清扫手术，其术后发生上肢淋巴水肿的风险接近于零。对于那些就诊时已发生淋巴结转移而必须行腋窝淋巴结清扫手术的乳腺癌患者，其术后发生上肢淋巴水肿不是必然的，只要患者进行科学的康复锻炼，注意患侧上肢的保护，其发生上肢淋巴水肿的概率为10%~15%。

164. 如何通过观察尽早发现乳腺癌患者的上肢淋巴水肿?

越早期的水肿越容易恢复，因此，应随时监测淋巴水肿，以便早期识别水肿的发生，同时这种观察还可以不断的督促患者继续坚持保护患侧手臂。乳腺癌患者不妨每月一次测量一下自己手臂粗细的情况，并记录在下表中。双上肢周径测量方法：使用软尺分别测量双上肢肘横纹上 10 厘米及肘横纹下 10 厘米处的周径。

手臂周径测量表

测量日期		年　月　日
测量部位	肘横纹上 10 厘米	肘横纹下 10 厘米
左臂（厘米）		
右臂（厘米）		
主手力	体重	

165. 术后如何预防患侧上肢淋巴水肿?

乳腺癌腋窝淋巴结清扫术后患者发生淋巴水肿的因素很多，患者应当从以下几方面加以关注，以减少上肢淋巴水肿的风险：

A. 保护皮肤，避免损伤及感染

（1）注意卫生，保持患肢清洁干燥。

（2）日常保湿，防止皮肤干裂。

（3）指甲护理，保持手和指甲四周的皮肤柔软、润滑。

（4）使用防晒霜和驱蚊剂保护外露的皮肤。

（5）剃除腋毛宜使用电动剃刀，并注意避免损伤皮肤。

（6）缝纫时用顶针。

（7）避免被宠物抓伤或咬伤。

（8）在做可能导致皮肤损伤的活动时戴手套，如洗餐具、种花草、长时间使用化学制剂、洗涤剂。

（9）尽量不在患肢穿刺，如注射和抽血。

（10）如果皮肤出现擦伤、刺破，洗净伤口后再裹上创可贴等，以防 感染。

（11）如出现皮疹、瘙痒、发红、疼痛、皮温增高、发热或流感样症状时请立即就医治疗。

B. 避免上肢受压

（1）尽量避免在患肢测量血压。

（2）穿着合体的衣服，佩戴宽松的首饰。

C. 避免过热、过冷环境

（1）在寒冷的环境中注意保暖，避免冻伤或皮肤皲裂。

（2）避免长时间（大于 15 分钟）接触热环境，尤其是热水浴和桑拿，避免患肢浸泡在高于 39℃的水中。

（3）使用热烤炉时戴手套，不空手端热锅，以防烫伤、灼伤。

D. 生活方式

（1）患肢避免提重物，特别不要用肩带背负重物。

（2）避免力度大而重复的动作，如用力推拉等。

（3）逐步建立一种持续的、有一定强度的适合自己身体状况的日常活动。在活动期间注意观察患肢的大小、形状、疼痛或沉重感是否有改变，经常休息以使肢体恢复，避免过度疲劳。

（4）降低脂肪摄入量，平衡膳食，保持理想的体重。

E. 戴弹力袖套

（1）穿戴弹力袖套可避免水肿恶化。

（2）当进行剧烈活动时应戴合适的弹力袖套，例如久站、跑步等，但应除外患肢有开放性伤口或血液循环不良。

（3）乘坐飞机时应戴合适的弹力套袖，下机后要等半小时至1小时后脱下。

166. 乳腺癌手术后上肢淋巴水肿有哪些治疗方法？

乳腺癌术后的上肢淋巴水肿是一个很棘手的并发症，虽然治疗方法很多，但目前尚无确定有效的治疗手段。按摩、阶梯式加压、微波等保守疗法对轻症患者有一定疗效，但对于中、重症患者治疗效果很不理想，患者经过长期反复治疗后，淋巴水肿继续加重，导致反复发作的淋巴管炎、蜂窝织炎、肢体肿胀变形和功能障碍，严重影响患者的生活质量。

具体来讲，针对乳腺癌术后的上肢淋巴水肿，处理办法有以下几种：

（1）非手术治疗：适于早期轻型病例，其原理是通过物理热能和机械压力改善局部微循环，以达到促进淋巴液回流、降低

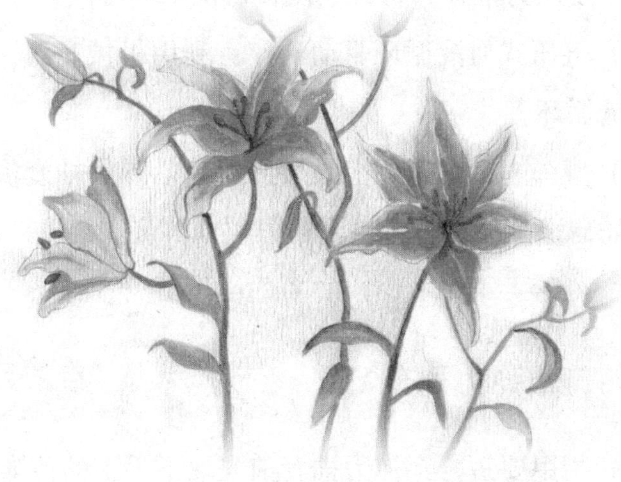

并阻止纤维组织增生、延缓和改善病情发展的目的，包括局部加压按摩、功能恢复性锻炼、弹力绷带压迫等。

（2）手术治疗：主要应用于中重度水肿的患者，从机理上讲，分为降低淋巴系统的负荷的手术和（或）提高淋巴系统的转运能力的手术，前者的手术方式包括病变组织手术切除联合植皮法、负压抽吸法；后者则包括筋膜条引流术、网膜引流术、带蒂皮瓣引流术、淋巴静脉系统吻合术、淋巴管移植术、静脉代替淋巴管移植术、自体淋巴结组织移植术等，虽然方法众多，但疗效不确切且难以持久，个体差异大，病情容易反复。

所以乳腺癌术后的上肢淋巴水肿应强调以预防为主，早期诊断，早期治疗。

167. 乳腺癌术后患侧上肢水肿早期应当如何处理？

（1）抬高患肢，手法按摩：按摩者手扣成环形，自远侧向近侧用一定压力推移，每天 3 次，每次 15 分钟。

（2）气压式血液循环驱动治疗：利用机械充气，滚动按摩，促进血液循环。

（3）戴弹力袖套避免上肢肿胀恶化。弹力袖套需量身定制。过紧会妨碍血液循环，过松则难以控制肿胀。

168. 如何戴弹力袖套？

（1）指甲要短，穿弹力袖套前先取下手上的首饰。

（2）最好每日醒来下床前穿好，至少开始活动前一定要穿好。

（3）穿之前先翻出弹力袖套夹里，要翻到手腕处。将弹力袖套套在患肢的手上，慢慢往上拉，不可抓住上缘硬往上扯。也不要翻转或上卷的方法，否则会妨碍血液流通，令肿胀恶化。

（4）穿戴时可用手套协助，以便借力，抓紧弹力袖套往上拉。

（5）弹力袖套穿上后没有皱褶。

（6）为了方便穿着，患肢可以略涂些不含香料的爽身粉。

（7）若患肢的手部也肿胀，则除了穿弹力袖套外，可能还需戴手套且手套要覆到袖套上。

（8）洗澡完毕四肢湿润很难穿戴袖套，宜在皮肤干爽后尝试。

（9）晚上脱下弹力袖套后应滋润皮肤，但晨起不要涂膏油，以免增加穿戴的难度。

（10）穿在身上时，要确保弹力袖套的物料分布均匀，没有皱褶、团块，若有两件弹力袖套轮换使用，一般可以连续使用6个月，不合身时要立即告诉医护人员。

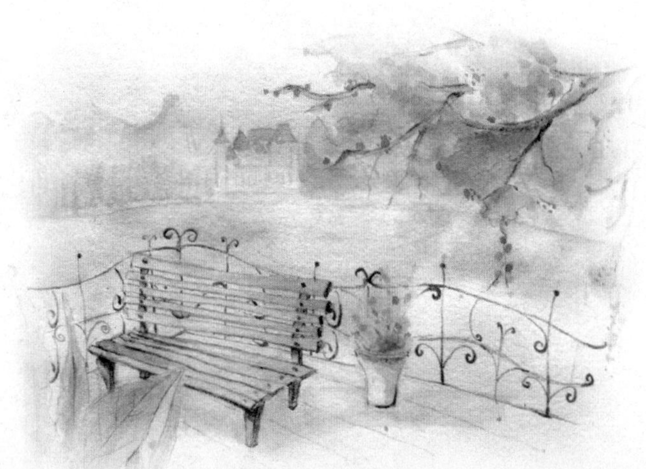

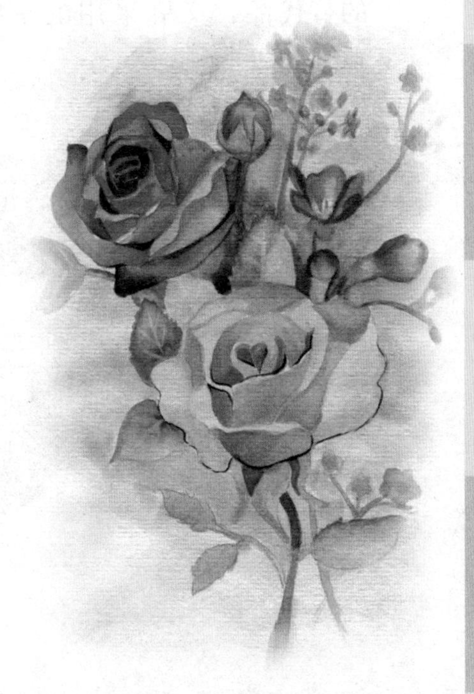

六、日常生活与复查篇

169. 什么是义乳？

义乳，又称人工乳房、假乳房。是乳腺癌患者做切除手术后的替代品，义乳采用的是接近人体组织密度的进口医用硅胶材料。

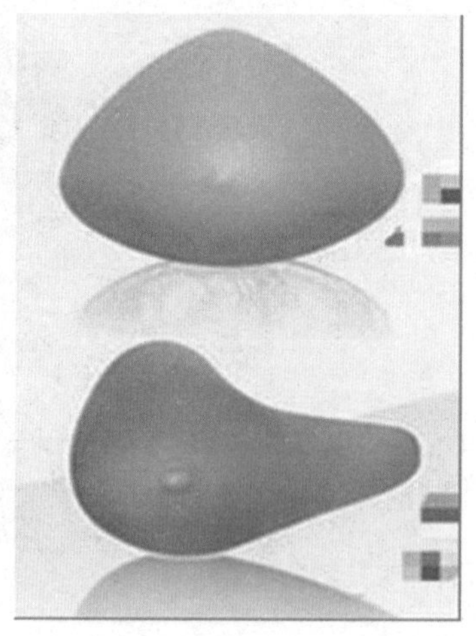

170. 义乳的作用是什么？

义乳的重量、手感均接近自身乳房，能很好地帮助女性恢复生活自信，重拾失乳女性风采。同时，义乳能科学的平衡身体，避免因失乳而引发的脊柱侧弯、颈背疼痛和肩膀倾斜等常见后遗症。另外可保护胸部，防止撞击。

171. 术后多长时间可佩戴义乳？

义乳的佩戴必须由熟练的专业人员指导，在伤口愈合（一般是手术后 4～6 周）结痂脱落后即可佩戴有重量的硅胶义乳。试戴义乳时，患者最好带上紧身上衣，以便观察穿戴效果。

172. 如何选择适合自己的义乳？

可结合以下四个方面选择合适的义乳：

（1）根据术式、确定右侧还是左侧位置。

（2）根据对侧乳房大小、形态来选择不同规格。

（3）确定适合自己文胸尺寸的义乳。

（4）结合自身的身高、体重综合因素。

173. 佩戴义乳需要配套的文胸吗？

佩戴义乳需要装配专用文胸，将义乳融合固定在专用文胸内，从而不受任何的活动限制。

174. 如何佩戴义乳？

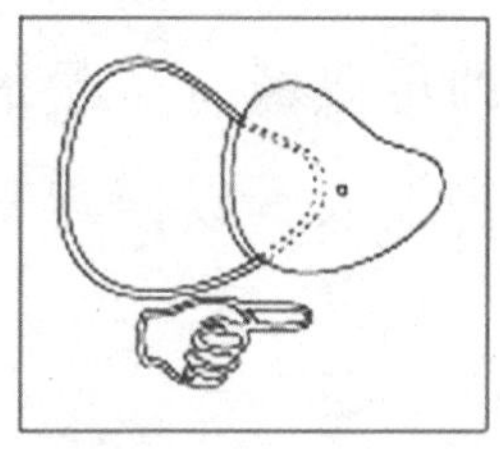

①先将义乳用专用保护罩套好

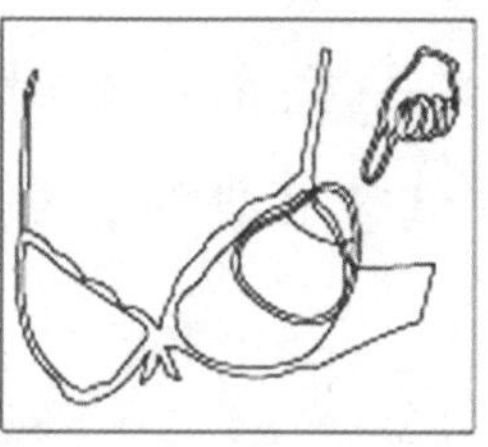

②将装好保护罩的义乳套入文胸夹层中

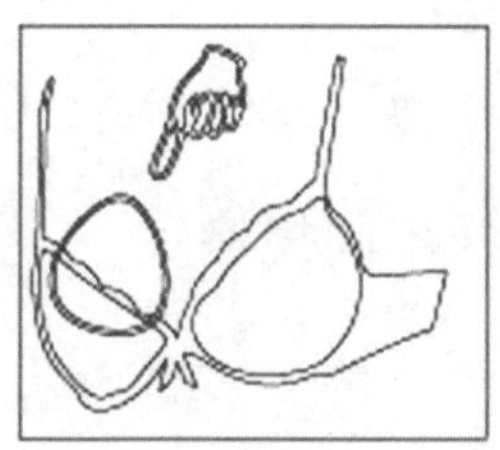

③如果正常一侧不够丰满，请加配海绵模杯，调整两侧对称

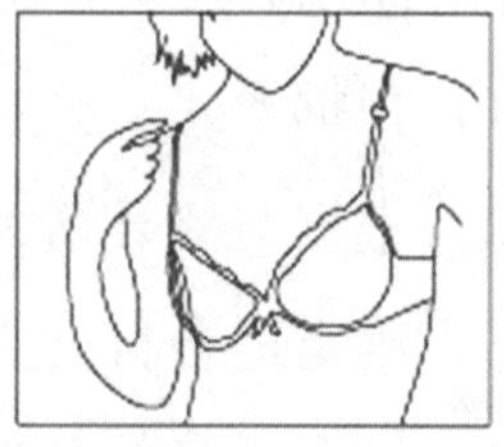

④以平时正常穿戴文胸方式调节松紧即可

（1）先将义乳用专用保护罩套好。

（2）将装好保护罩的义乳套入文胸夹层中。

（3）如果正常一侧不够丰满，请加配海绵模杯，调整两侧对称。

（4）以平时正常穿戴文胸方式调节松紧即可。

175. 义乳需要定期更换吗？

一般来讲硅胶义乳建议使用3~5年，但如果保养较好，无破损、变形可使用更长时间。

176. 义乳如何保养？

（1）用清水冲洗。

（2）水温：一般要求水温40℃以下为宜。

（3）洗涤方法：清水冲洗，软布擦干即可。

（4）晾晒方法：平放至阴凉处，不要将义乳放在太阳下暴晒或放置高温处，晾干后及时收好放回义乳包装盒内，防止变形。

（5）注意事项

a. 不能把义乳的薄膜揭掉。

b. 尽量配合义乳保护套佩戴，防止尖锐物品损坏义乳。万一不慎被刺破保护膜，立即用医用胶布封贴破口处。

c. 不能用力挤压、揉搓义乳，微孔义乳严禁外掰。

d. 义乳表面如有污垢要用清水冲洗、软布擦干即可，严禁放入洗衣机清洗。

e. 不佩戴义乳时，应将义乳装入原包装内平放，以防止变形损坏。

177. 能在游泳时佩戴义乳吗?

义乳不会被氯和盐水腐蚀，故可以在游泳时佩戴。在使用后需用清水冲洗义乳并擦干。若使用义乳专用泳衣，效果将更加完美。

178. 戴文胸（胸罩）会引发乳腺癌吗?

乳腺癌是一种与肥胖、生活方式、精神因素、遗传因素等多因素有关的疾病。目前还没有明确资料显示文胸会引起乳腺癌，建议选择合适型号、材质舒适的面料的文胸。

179. 如何选择合适的文胸?

（1）确定文胸尺码：即文胸的基本尺码+罩杯型号。

第一步：首先量出自己的上胸围和下胸围，乳房有下垂者应把乳房推高至正常位置测量。

测量上胸围：测量正常乳房侧，从乳沟位置开始经乳房最高点（乳头）到后脊背位置的尺寸乘以二。

测量下胸围：把软尺放在乳房下围，绕身体一周，所得尺寸即为文胸基本尺码。

第二步：确定胸围的罩杯，罩杯的大小就是上胸围减下胸围的差。

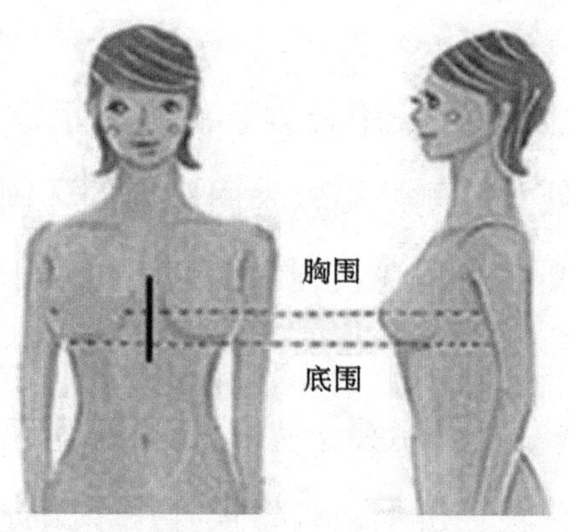

一般来说在 10 厘米左右选择 A 罩杯，12. 5 厘米选择 B 罩杯，每增加 2. 5 厘米罩杯依次升一级。

（2）常用的罩杯型号对照表

罩杯型号	上胸围与下胸围之差
A	10 厘米左右
B	12. 5 厘米左右
C	15 厘米左右
D	17. 5 厘米左右

（3）文胸洗涤与保养

1）洗涤剂：使用中性洗涤剂，先溶解于水中，再将文胸放入；勿使用漂白剂，以免材质变坏、脆化（有色内衣绝不能漂白）。

2）水温：30℃以下适宜，过热的水会让文胸渐渐失去弹性；请勿长时间浸泡，水中的氯会使内衣变色，且污垢容易再次附着在内衣上面。

3）洗涤方法：建议采用轻柔手洗，用手拿住两个罩杯对着轻揉。钢托鸡心处及腕侧处可以采用废弃的牙刷刷洗。如用洗衣机洗，务必放在文胸专用洗衣袋中，切不可烘干。勿与深色衣物混洗，以免染色。

4）晾晒方法：可以用夹子夹住低围处等无弹性的地方，用手将模杯里的水分轻轻挤干，且将模杯用拳头撑圆；不要在太阳下暴晒，亦不要使用暖气烘干，这两种方式都易使文胸变黄、褪色、布料失去弹性等。

180. 佩戴文胸的原则是什么？

（1）大小、松紧要合适，以不管是挺立、弯腰还是做其他运动，都能活动自如为原则。

（2）选购款式要注意合体、舒适，以有益乳房保健为原则。

（3）胸罩的质地尽量选择透气性好的纯棉材料。

（4）佩戴时间不宜过长，睡眠时务必摘掉胸罩，避免胸部持续受裹。

181. 如何正确穿着文胸？

（1）倾一倾：手臂穿过肩带，同时上身前倾 45 度，使乳房完全进去罩杯中。

（2）拨一拨：扣好后把手放进罩杯中，从腋下开始，将胸部圆满拨进罩杯中。

（3）调一调：直起身，将肩带调整带适当的位置，空间刚好足够一只手滑动。

（4）查一查：最后记得耸耸肩，抬抬臂，确保内衣穿着舒适、不会滑动。

182. 乳腺癌患者能结婚吗？

随着乳腺癌发病率的增高，年轻的未婚乳腺癌患者越来越多，经过科学治疗后，乳腺癌患者是否还能结婚成为一个比较普遍的问题。国内外实践证明，乳腺癌患者在肿瘤得到控制后，也可以享受正常的婚姻生活，甚至可以拥有自己的孩子。和谐、幸福的婚姻生活不仅不会加重病情，而且还会使患者心情愉快，有利于身体的康复。乳腺癌患者应在婚前认真进行全面的体格检查，未发现肿瘤复发及其他严重疾病方可结婚；婚后的性生活应当适度，并要采取有效的避孕措施，因怀孕有促发肿瘤转移与复发的可能；如果迫切希望生育，应在做好充分的生理、心理准备的前提下，由专业医生进行肿瘤复发风险评估，并在医生的监控下进行整个孕期的保健。妊娠期间乳腺癌又有复发倾向时，应根据情况确定是否应终止妊娠。

183. 乳腺癌患者治疗后可以恢复正常性生活吗？避孕措施有哪些？

乳腺癌患者可以有正常的性生活。乳腺癌患者病情稳定、体力恢复好的情况下是可以进行夫妻生活的，但注意频度因人而异，以不感觉疲乏为宜，但是在生育期的夫妻要采取适当的避孕措施，可以采用工具避孕如避孕套等。不建议使用药物避孕，如需使用药物避孕一定要咨询专业医生。

184. 乳腺癌患者是否可以口服避孕药进行避孕？

乳腺癌患者不可以口服避孕药避孕。乳腺癌的发生与体内雌激素升高密切相关，如果体内雌激素的分泌增多，可能会导致乳腺导管上皮细胞过度增生而发生癌变。而口服避孕类药物的主要成分就是雌激素和黄体素两种成分，世界卫生组织研究发现，口服避孕药与乳腺癌有一定的相关性。其次激素受体阳性的乳腺癌患者术后需进行5~10年的抗雌激素治疗，以减少乳腺癌的复发风险与对侧乳腺的患癌风险，乳腺癌患者也应该避免一切与增加雌激素有关的生活因素（例如服用含雌激素的保健品、使用含雌激素的化妆品以及口服避孕药）。因此乳腺癌患者应当改用其他避孕方式。

185. 性生活会引起乳腺癌复发吗?

乳腺癌患者一般恢复后及早恢复正常性生活是完全可以的，适度、规律的性生活，不但有利于乳腺癌患者身体的恢复，还可帮助女性患者尽快从自卑、自怜的负面情绪中挣脱出来。所以，乳腺癌患者也不需要惧怕性爱，更无须强行克制性欲，如果一味地自卑和压抑自己，反而会增加癌症复发和转移的机会。

186. 乳腺癌会通过性传播吗?

乳腺癌不属于传染性疾病，所以不会在人与人之间传播，即使是亲密接触，如接吻、性生活等也不会传染。

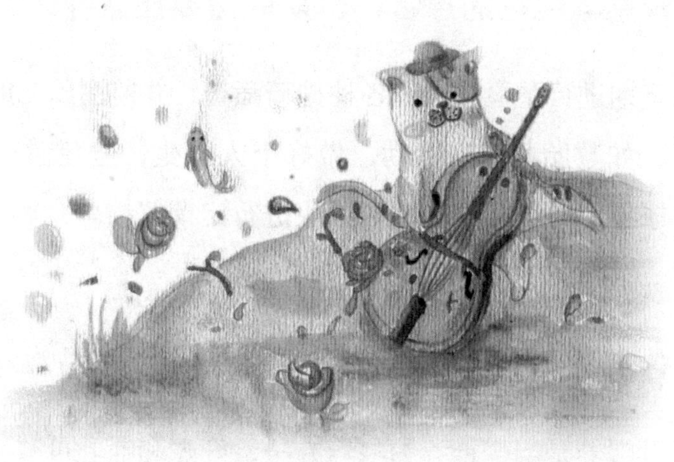

187. 怀孕期间确诊乳腺癌，需要终止妊娠吗？

妊娠期乳腺癌一般肿瘤发展较迅速，妊娠早、中期者建议终止妊娠，因一些化疗药有致畸作用，对胚胎造成危害甚至胎儿畸形。妊娠晚期者则可根据具体情况具体分析。

188. 乳腺癌患者康复后还能生孩子吗？

乳腺癌患者康复后能生孩子。乳腺癌经过综合治疗，病情稳定后，综合考虑患者病情和身体状况以及怀孕可能带来的负面影响，还有患者及其家人对下一代的期盼程度，在肿瘤科医生及妇产科医生的监控下患者是可以考虑怀孕生子的。但服用内分泌药物期间的患者不能怀孕。

189. 曾患乳腺癌的患者怀孕期间需要注意什么？

除定期进行孕检，做好各种排畸筛查，并监测胎儿的各项生命指征，如数胎心音、胎动，做好个人卫生，避免感染（呼吸道，泌尿道）外，还要肿瘤科医生进行定期监控。

190. 曾患乳腺癌女性生育后还能母乳喂养吗？

母乳喂养是当今推荐的喂养方法，妊娠和哺乳可减少雌激素水平，母乳喂养可减少妇女乳腺癌风险。但是目前还缺乏乳腺癌患者母乳喂养和非母乳喂养的比较研究的资料。

191. 乳腺癌有遗传性吗？如果乳腺癌患者有女儿一定会患乳腺癌吗？

家族中有亲属患乳腺癌，如母亲、姐妹、外祖母、表姐妹等，患乳腺癌风险略有增加，但不一定会患癌。通过亲属患病，从而提高警惕，经常体检并关注癌症预防知识，可能反而能变坏事为好事。但如果家族中有多人患癌，则家族中遗传基因可能存在变异，如 BRCA 基因突变等，患癌风险明显增加，但也无需过于惊慌，要关注癌症预防知识，同时增加体检的频率，增加体检项目，争取早期发现可能发生的癌症，如早期发现、采用正规治疗和注意治疗后保健。

192. 什么是体质指数？与乳腺癌的关系大吗？

体质指数又称体重指数，是衡量体重是否合适的指标，计算方法是体重除以身高的平方。健康的亚洲人体质指数应在 18.5~22.9 之间，且越接近 18.5 越好。研究表明，肥胖与乳腺癌有关。体重超重的人体内脂肪过多，这些脂肪会向血中释放雌激素等，可能增加乳腺癌风险。因此控制体重至关重要，即使体重指数在正常范围内。

193. 如何控制体重？

过度肥胖的人乳腺癌的发病率高。均衡饮食，减少高脂肪食物摄入，保持健康的体重［身高值（厘米）减去105即为标准体重（千克）］。适度运动，可快走、慢跑等，每周至少进行150分钟中等强度的运动，把体重控制在合理的范围内。

194. 乳腺癌康复期如何安排日常生活？

患者经过治疗后，进入到一个比较稳定的状态，会面临下一个问题，即内心的孤独与恐惧。自我封闭、不愿与人交流，这对疾病的治疗是不利的。患者应敞开心扉，多与伴侣、亲友倾诉内心的不快，对他们说出您的感受，从他们那里您可以获得理解与支持，帮您回归到家庭爱的怀抱中。接下来患者应该主动走进社会，参加一些团体活动，如病友俱乐部、兴趣爱好俱乐部等，抗癌明星的榜样作用、与病友间的沟通与交流、丰富的文体活动等，这些社会支持都会减少孤独感与恐惧感。规律的作息，合理的营养，积极的锻炼，适当的爱好，团体活动或工作，自我调节，良好的心态，都有利于您的康复。

195. 乳腺癌保乳手术后患侧乳房与健侧乳房可以进行按摩保健吗?

目前，在某些商家的宣传下，不少人认为胸部的按摩保养既可保持胸部的挺拔，又可预防乳腺疾病。但这只是一厢情愿的商业宣传，没有任何科学证据。虽然，女性可以通过定期乳房自查发现乳腺肿块，但没有任何证据证明乳房按摩能预防乳腺癌。而且，对于尚未临床发现的乳腺癌患者，频繁按摩还有可能促进肿瘤的生长甚至扩散与转移。

196. 乳腺癌患者能使用护肤品吗?

护肤品可以防止女性皮肤的干燥，维持肤色，乳腺癌患者可以适度选用护肤品，宜选用一些天然植物的护肤品，不要用含有激素的护肤品。

197. 乳腺癌患者如何选择化妆品?

内科治疗后患者皮肤比较敏感，因此化妆品宜选用低致敏性、无刺激、气味小的护肤品和化妆品。购买前可以试妆，在前臂内侧皮肤比较敏感的地方试妆，试过以后再购买。晚间要将彩妆使用卸妆油卸掉，将皮肤清洗干净后用护肤品保持皮肤的滋润。

198. 乳腺自检的最佳时间是什么时候？

乳房自检应每月一次，月经规律的妇女自检的最佳时间应选择在月经后的7~10天。已停经的妇女可选择每月固定的时间进行检查。

199. 如何做乳房自检最标准？

女性乳房及腋部的检查是通过观察和触诊来完成的。每次月经后1周或每月相同的时间进行。在光线充足的条件下，对着镜子两手分别垂于身体两旁，再将两上肢慢慢上举、两手用力叉腰，观察乳房的外形有无异常，如表面有无肿块、下陷、皮肤缩皱改变、两侧乳房是否对称等，然后取平卧位，一手上举于脑后，另一手平放在对侧的乳房上，在该侧的肩胛下填放一只枕头或软物，用手指平摸整个乳房。正常的乳房感觉是柔软的，无肿块、无结节，也无触痛感。注意检查时不要用手抓捏乳房。最后用拇指和示指轻轻挤压乳头。另外，还应该特别注意乳房的外上象限和腋窝，看有无肿大的淋巴结。

上述检查如出现问题或疑问，应及时到医院乳腺门诊做检查，女性自我检查是乳腺癌的防癌之宝，终身坚持必有好处。

乳房自检八步骤：

第一步：面对镜子、双手叉腰，观察乳房外形、轮廓有无异常。

第二步：举起双臂，观察双乳房外形、皮肤、乳头、轮廓有无异常。

第三步：右手触摸左乳房上方有无肿块。

第四步：右手触摸左乳房内侧有无肿块。

第五步：右手触摸左乳房下方有无肿块。

第六步：右手触摸左乳房外侧有无肿块。右乳检查同上。

第七步：仰卧平躺，肩部稍垫高，举起右手臂，左手触摸右侧腋下乳房尾叶有无肿块。左乳检查相同。

第八步：仰卧平躺，肩部稍垫高，举起右手臂，左手触摸右侧乳房有无肿块。左乳检查相同。

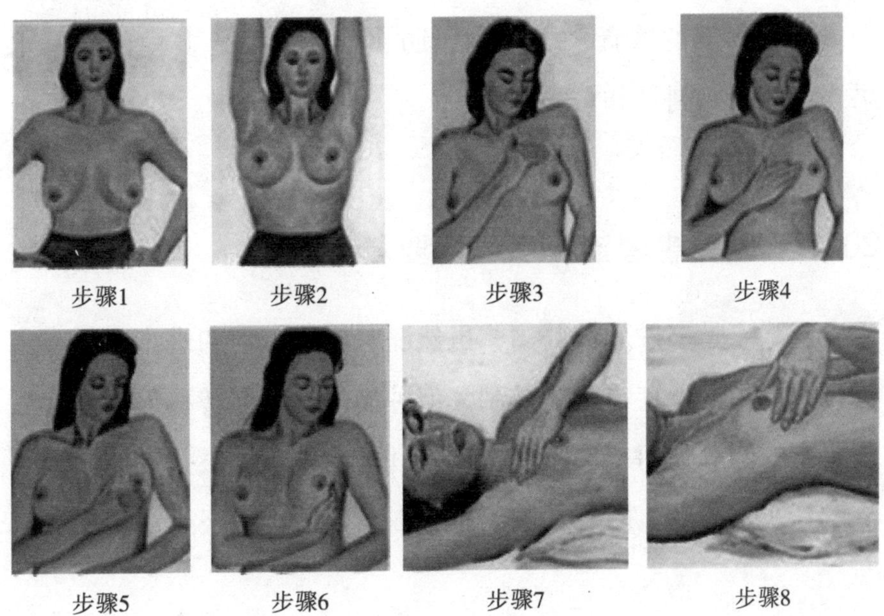
步骤1　步骤2　步骤3　步骤4

步骤5　步骤6　步骤7　步骤8

200. 为了减少复发、转移风险，乳腺癌患者生活中应注意哪些问题？

（1）避免促进乳腺癌复发的各种因素；保持科学规律的生活方式，戒烟限酒；避免食用雌激素含量高的营养品；避免使用避孕药。

（2）积极配合治疗，了解治疗方案。及时与医生沟通治疗中的反应。

（3）定期自查及复查。

（4）积极参加体育锻炼，保持良好的心态。

（5）科学的饮食：少食高脂肪、熏烤食品，多食用新鲜水果、蔬菜、奶制品和鱼类。

201. 乳腺癌患者治疗后还需要复查吗？

乳腺癌是一种恶性肿瘤，虽然随着治疗水平的进步，很多患者可获得长期生存与肿瘤控制，但肿瘤的复发与转移仍是治疗后最主要的问题，而二次治疗要取得理想的效果，最关键的因素是早发现、早诊断，因此乳腺癌患者在治疗后必须终身定期复查。

202. 乳腺癌术后复查、随访的目的是什么？

术后复查可以了解伤口愈合情况、患肢功能恢复情况、疾病进展情况及用药的不良反应等。

203. 乳腺癌术后多长时间复查一次？

乳腺癌术后 2 年内应每 3 个月到医院复查一次，2~5 年内每半年复查一次，5 年后每年复查一次。但在复查间隔期内，如发现异常情况，如手术区域肿物、骨痛、咳嗽、咯血等，应及时到医院复查，以排除肿瘤复发、转移的可能。

204. 乳腺癌每次复查的项目有哪些？

常规的复查项目有查体、X 线胸片、B 超以及血常规、肿瘤标志物等。对侧乳房可每年做一次钼钯 X 线摄片。围绝经期患者，还应检测血激素水平。

205. 乳腺钼靶检查有什么临床意义？

（1）乳腺钼靶检查是目前国际公认的可靠有效的乳腺癌诊断方法。

（2）乳腺钼靶检查能精确的记录不同穿透能力软组织留下的 X 线影像，特别是能捕捉到对乳腺癌具有诊断意义的微小钙化灶。临床应用证实，它能发现小于 5 毫米的癌肿，比临床至少提前 1 年发现乳腺癌。如能结合定位穿刺检查，其诊断价值更大。其诊断符合率高达 90%，70% 的早期乳癌是经乳腺钼靶 X

线检查发现的。

（3）专家并不推荐小于 40 岁的年轻女性每年做乳腺钼靶检查，原因在于年轻女性乳腺密度致密，该检查敏感性低，并且检查的放射性对于年轻女性存在远期的不良影响。

206. 什么是乳腺超声检查？

乳腺超声检查是经济、简便、无创伤、无痛苦的检查方法，对于年轻女性，尤其是妊娠、哺乳期妇女更为适宜。乳腺超声对显示“囊性病变”尤为准确，但对微小钙化的检测敏感性不如乳腺钼靶 X 线照相。亚洲女性的乳房比欧美女性的致密，乳腺超声检查更有意义。因此，乳腺超声检查和乳腺钼靶检查互补，可以提高乳腺癌的检出率。

207. 乳腺癌术后一定在原手术的医院复查吗？

最好到原手术医院复查，因为完整、系统的资料更有利于疾病的监控与治疗，如果要到其他医院复查，应当带上之前的检查报告及手术记录等重要诊疗资料。

附录：肿瘤患者谈抗癌

生命——在挫折和磨难中崛起

孙桂兰

生命和癌症纠缠

那是1995年8月，我在洗澡时发现右乳下有一肿块，医生让马上住院手术治疗。我清楚地记得，那天他从医生办公室出来，他的眼睛红红的，像是刚哭过的样子。我问他医生怎么说？我的爱人不回答，眼泪却哗哗地流下来。当时我就全明白了，担心、恐惧的结果被证实了。随后做了右乳全切手术，病理切片是髓样癌，腋下淋巴转移7/8，属中晚期。髓样癌是由低分化瘤细胞组成的边界清晰的一种乳腺癌，是一种特殊类型的浸润性乳腺癌，这种癌症在所有乳腺癌中只占5%~7%。医生说这种癌症的早期症状常不明显，很多患者就诊时肿块已较大。

得知这样的结果，犹如晴天霹雳，我轰的一下昏了过去。茶不思，饭不想，整天以泪洗面，不管做什么、想什么都和死联系在一起。由于此前不久，家里的两位老人因肺癌先后去世，我深知癌症的可怕，可怎么也没想到，我的生命会和“癌”纠缠在一起。委屈、绝望使我在病床上号啕大哭，感叹自己的不幸，一时恐惧、焦虑、悲观的情绪像一座大山压得我喘不过气来。

接下来的大剂量化疗让我苦不堪言，化疗产生的不良反应使我面目全非，满头的长发一根不剩，严重的呕吐使我水米不能进，身体极度虚弱，走路都需要人搀扶，白细胞也只有1000多（10×10^9/L），打升白针都不管用。确定4个疗程的化疗，我连一个疗程也没坚持下来。当时情绪糟糕到了极点，我在想命运对我怎么这样的不公平，“我这么严格要求自己，怎么老天还不长眼，还让我得病。”我把自己包裹起来，谢绝了所有人的探望，不愿让人看到自己得病的样子，情绪极度低沉。从前，即使发烧也强撑精神抖擞，此时我依然不服输，这背后的隐语则是无视身体真实的反应。“病就像一个保护伞，使患者不去正视心理问题。看起来很坚强，实际上是用外在的壳把内心包得严严实实，不愿暴露脆弱的一面”。难道我的生命就此了结，就如此短暂？

但是，内心的真实感受还是会在独处时跳出来。早晨人们匆忙上班，我在窗前站着看着，体会到从未有过的力不从心。

在治疗的第一年里，我的身体垮了，化疗做不下去，白细胞到了1000的时候，血红蛋白只有七八克（70~80克/升）。当时心里有种生不如死的感觉，太难受了、太痛苦了，尤其是化疗，那种难受让我恨不得从楼上跳下去。

我只好住进中医院。住院不久，也就是1996年7月，我的骶骨经常疼痛，经放射性核素扫描、X线及CT检查，确诊右乳腺癌骨转移，人生的不幸又一次降临到我的身上。当时医生们断言：我的生存期也就半年。生命真是危在旦夕。我的精神状态简直崩溃，我爱人40多岁的汉子也整日以泪洗面，似乎世界末日到了。

曾经，我习以为常女儿、妻子、母亲、同事、朋友各种身份，默默承受来自工作、生活的压力，从没想过有一天自己的名片会被病历替代，职务变为“病人”。面对人生的变故，精神即将崩溃的同时也激发了我求生的欲望，我反而安慰整日以泪洗面的丈夫要坚强、要坚持。想着丈夫一天到晚为自己着急、担忧而日渐消瘦的模样，看着儿子渴望母亲活下去的眼神，我下决心一定要活下去，一定要和癌症斗争到底。

但生命将走向何方？我并不清楚。转机发生在抗癌乐园，那个充满健康快乐的癌症病人的组织里。

走出阴霾，与癌共舞

来到抗癌乐园，这里和医院一样聚集着众多癌症患者，令我惊讶的是，很多患者比我还严重都活下来了！走出阴郁灰暗的自我世界，我看到得了癌症还能活得那么积极向上，那么豁达乐观。当时一下把我感染了！他们那种精神面貌、乐观的心态对我震动太大了！人家活得真轻松、真潇洒！我突然发现人还可以这样活。

触动之后，我开始回忆思考自己生病的前前后后，从前的我活得太累、太较劲，太计较得失。在单位，我卖力地工作，不长级心里不平衡，长到一级半才安心。有时候发烧了，到了单位就假装没生病，让人觉得我总是精神饱满。身体不舒服，也不能让大家看到我懒洋洋的样子。那时候的心态是不自然的发展。

抗癌乐园的老师们用自己的亲身经历、用集体与癌魔斗争的事迹、用癌友们一个个战胜癌症的事例，帮我走出了精神的低谷。乐园的领导还语重心长地对我说：“要相信科学，接受现实，调整心态。每一个人得知自己患了很重的癌症，都会有悲伤、恐惧和绝望，但要尽快改变心态，振作起来，采用中西医结合的治疗方法，还有一点很重要，就是要刻苦练习抗癌健身法。郭林老师创编的抗癌健身法是被很多癌症患者采纳的最好的体能锻炼方法。把中医、西医和气功三者结合起来，大多数人都可以活，可以活得很好！”抗癌乐园老师们的真诚帮助和鼓励，癌友们乐观拼搏的精神都深深地震撼了我的心灵。

“40 岁该有的竞争压力我没有了，孩子学习我不用操心了，提前享受退休生活，无忧无虑。我这么想把一切都放下了，开心了，自在了。”如果按照生病前的思维，我肯定体会不到这么美好的病后生活。

“40 岁提前享受 70 岁人的待遇。”这是我对当时生活的概括。每天晚上 9 点左右睡觉，早上 6 点起来进公园练习抗癌健身法，12 点回家先生已经把菜买好饭做好。下午 3 点再去公园，5 点回家。我不再凄凄哀哀，而是静下心来将所有精力放在治病、吃药、练功上。在北京龙潭湖公园的双亭桥练功，桥下是碧波湖水，湖边柳树掩映，静心练功，我体会到从未有过的充实、开心。

整整 5 年，在北京龙潭湖公园的湖畔，我顽强刻苦地习练抗癌健身法，不论刮风下雨、酷暑严寒从不间断。记不清有多少个寒冷的早晨，厚厚的白雪覆盖着整个公园，我冒着刺骨的寒风，踏着厚厚的积雪，一步一个脚印的习练着，前进着，那雪上轻轻的脚印，就仿佛是我生命的足迹，永不停歇的前进。

至今，我已经和癌症抗争较量了 20 年。在这场斗争中，我过多地品尝了人生的酸甜苦辣，亲身体会到患了癌症后的恐惧和绝望，体会到克服和战胜癌魔的愉悦和欢快。在和癌症的抗争中，自己不但克服了癌症给自己带来的恐惧和痛苦，也使自己的思想感情得到了升华。

回馈社会，蝶变新生

在大家眼中，抗癌明星们是一群飞过荆棘的美丽蝴蝶，蝴蝶在穿过荆棘的途中，有的被困难吓退了，最终被疾病夺去了生命；有的成功穿过了荆棘，成为最美的蝴蝶，让癌细胞在他们的生命面前望而却步。

癌症在普通人眼中意味着死亡，但对于我则意味着重生。漫长的抗癌经历，让我深深地感到精神不倒的强大威力。生命总是在挫折和磨难中崛起，意志总是在残酷和无情中坚强。我要用自己的亲身体会和微薄之力回报社会，帮助在迷茫徘徊的癌友们克服心理障碍，树立与癌斗争的必胜的信心和勇气。

我探访病友，鼓励他们树立治下去的勇气，从容面对人生，要有良好心态。我常对癌友讲“精神不垮，阎王对你没办法；精神垮了，神仙也没有救你的好办法。”使他们学会了用笑脸迎对厄运，用勇气战胜不幸。有位癌友感动地把我称为“引上抗癌之路的启蒙老师”。如今北京抗癌乐园的癌友生存超过 5 年的已达 80%。

2000 年，我所在的龙潭湖公园来了一位名叫黑屹的病友，她患的是弥漫型非霍奇金淋巴癌，已全身扩散，骨骼从头到脚几十处受侵，双肾、双乳也受侵，万念俱灰，没有勇气活下去了！当时，我也为她着急，及时地安慰她，帮助她，用自己抗癌的亲身体会告诉她癌症≠死亡；用抗癌乐园病友的事例鼓励她走出精神上的低谷，帮她树立起和癌症斗争的勇气和力量，并多次去她家看望她。癌症患者之间的交流是坦诚的，是亲切的，有时比亲人和医生的力量还大。从此，她的情绪变了，走出医院，走进抗癌乐园，从容面对人生，学会了用笑脸迎接厄运，用勇气战胜不幸。自己康复了，还要帮助他人康复，这是我们抗癌乐园的一项基本要求。

通过 20 年和癌症抗争，我深切体会到“癌症≠死亡”这句名言不是标语口号，而是一种科学的态度和对癌症的认知。人，不论是什么人，得了病都会死的，因病死亡是自然规律，但是有一点，我们不能让病吓死。癌症是可怕的，但是得了癌症精神垮了更可怕。我认为癌症在治疗和康复过程中，最关键的一条就是要有健康的心理。患了癌症，恐惧、悲观、绝望是人之常情，但不能总在焦虑、恐惧中度过，要敢于面对现实，寻找最佳的抗癌方法。我们北京抗癌乐园所主张的“以健康的精神为统帅，以自我心理调节为先导，首选西医，结合中医，坚持抗癌健身法锻炼，讲究饮食疗法，注意生活调理”的抗癌模式，已成为当今人类战胜癌症的最佳选择。北京抗癌乐园所提倡的“自强不息，自娱自乐，自救互助”的三自精神，已经鼓舞海内外众多癌友找回欢乐、找回健康，成为一种永恒的力量。

坚持康复"五诀"　乐观拼搏抗癌

岳鹤群

我今年80岁，1993年12月诊断为直肠癌，1994年1月做了根治手术。术后至今一直坚持康复"五诀"，现身体很好。

正确对待，情绪乐观

我原是市卫生局一名领导干部，当得知身患癌症后，同样也产生过恐惧、紧张、焦虑、悲观的复杂心理，心神不定，寝食不安，抱怨自己带病工作辛苦一辈子，"文革"中又遭长期迫害，退休了应该享受幸福晚年的时候，灾难偏偏降到自己头上，觉得太不公平，整日猜测自己还能活多久，因为癌症毕竟是当今威胁人类健康和生命的第一杀手。后来一想，这样下去不是办法，应该面对现实，很快调整了心态，及时地从愁闷中解脱出来，相信现代医学是不断发展，人类在不久将来有可能战胜癌症，特别是当前癌症基因研究已取得重大进展，癌症已有机会获得治愈，目前也有不少战胜癌症的治疗方法，如手术、化疗、放疗、中西医结合治疗。现实生活中也有不少患者通过综合康复治疗病情稳定，生活充实，情绪乐观，坚持工作，他们是生活中真正的强者，有的已生存了一二十年。从我自己来说也具有一些有利条件，如退休后没有工作压力，医疗、家庭环境尚好，只要坚定信心，坚持抗癌的毅力与恒心，听从医生指导，情绪乐观，积极治疗，平衡饮食，适度运动，就一定能取得好的治疗效果，早日康复不是不可能的。

从此，我保持轻松的心境，精神愉快，心态平衡，豁达开朗，善于自乐。在家种植花草，入校学习诗词，外出旅游，访亲问友，陶冶情操，遇事不怒，知足常乐，从不与人比高低，使自己的免疫功能尽快得到正常发挥。1998~2000 年我还应聘参加地区行风建设评议工作，深入基层，调查研究，并获得优秀行风评议员的称号。实践使我认识到心理健康是身体健康的基础，良好的心理状态是抗癌康复的关键，而良好的心理是要靠自己的心灵深处的不断转化。

合理膳食，素食为主

有关资料显示，1/3 的癌症与饮食有关。过去我饮食不正常，爱吃腊味、腌菜和肉、甜食，不爱吃蔬菜，基本上是“三高一低”（高热量、高脂肪、高蛋白、低纤维素）的饮食结构，经常便秘，这是我后来患冠心病与直肠癌的主要原因之一。经医生指导，在老伴的具体操作下，采用中国科学院食品营养研究所“金字塔”的食物结构，即塔底主要是各种谷物，如面食、大米、玉米、小米、荞麦、红薯等，塔的中部是蔬菜水果，塔的上部是肉类、家禽、水产、蛋类、奶制品，塔尖是脂肪、食糖来配制饮食。

癌症术后康复期，根据医生意见，在上述基础上又做了一些具体调整，坚持早餐吃好（牛奶半斤、鸡蛋 1 个、面包或包子

1~2个)；中晚餐适度（七八分饱），主食（以大米为主，粗细杂粮搭配）4~6两，肉类（猪、羊、牛、兔、瘦肉或鸡鸭或鱼虾）2~3两，蔬菜（随季节市场变化，红、黄、绿、白、黑搭配，如西红柿、胡萝卜、南瓜、卷心菜、西兰花、青菜、豆类、白萝卜、木耳、紫菜、菇类等）0.5~1斤，水果半斤左右，脂肪（以植物油为主，搭配少许动物油）少许。改变过去偏食习惯，也不忌口。但熏、烤、炸、腌、腊、过夜菜、霉变食品坚决不吃，因为这些食品均含有各种不同的致癌物质。为控制食糖基本不吃零食。每天饮水1000毫升以上。执行上述饮食结构，我不但能保持足够的营养，控制自身各种慢性病的发展，血液检查如甘油三酯、总胆固醇等4项以及血液流变学检查，基本属正常范围，而且能每天保持大便通畅，体重始终维持在60千克左右，符合自己理想的体重。

适度运动，持之以恒

生命在于运动，锻炼可提高自身免疫功能，而且是容易取得效果且经济方便的方法。但如何根据实际情况选择符合自己的运动方式，我则经历了一番探索。17年来，我练过一些健身气功、爬山、散步、盘球、练中老年医疗保健操，均收到了一定效果。随着自己年龄的增长，对运动项目也做了一些调整，要求运动适度，不超负荷。早晨我坚持爬山，在山上做医疗保健操共约一个半小时，晚上沿江散步2千米，除暴风骤雨外，基本能坚持，睡前按摩脚底，上床做腹部按摩。

从运动中我深切体会到必须要有坚强的毅力和意志才能持之

以恒，动作一定要规范到位才能收到良好效果。

平时我也较为注意生活规律，自我保健。按时作息，坚持午睡。上午适当阅读书报，下午参加一些文化娱乐活动，少去环境污染的场所，多去空气新鲜、环境幽雅、绿树成荫的地方。勤洗澡、勤更衣、勤剪指甲、勤开窗换气，预防感冒，吞咽唾液，适度饮绿茶。从不抽烟、不喝白酒。对“七情六欲”喜怒哀乐悲恐惊能自我控制，平静对待。

家庭关爱，组织关怀

我和老伴结婚56年，风雨同舟，休戚与共，坎坷一生。她为我辛劳一辈子，本想退休后共度一个幸福晚年，不料我患了直肠癌，使我们又一次经受了严峻的考验。我3次手术（其中1次是前列腺电切汽化手术并发大出血），除医护人员精心医治外，老伴则用她真挚的爱心，精心照顾，一次次伴随在我的床边，日夜守护在我的身旁，为我擦身，侍候大小便，想我所想，急我所急，以我痛而苦，以我乐而乐。在病房中，不但安排我听音乐、看电视，分散我的注意力，而且根据医嘱为我跑市场配制营养餐，甚至累得病倒也无一句怨言。儿子也日夜轮班守护。在整个治疗康复中，老伴始终是我坚强的精神支柱、得力的营养调剂师、至尊至圣的守护神。她安慰我、鼓励我，在我面前总是谈笑风生，讲知心话，帮我解除心理压力。经常翻阅书籍报刊、看电视，寻觅治疗康复信息，配制抗癌膳食，不因我患癌症增加家庭负担、消耗她的精力而感到烦恼而不快，而是更加宽容体贴和关心，使我真正体会到“疾风知劲草，患难见真情”的真实内涵。

在我手术和康复的过程中，市委、市政府、人大、政协的领导同志在百忙中前来探望，卫生局、医院的领导和医护人员给了我很大帮助和照顾。家庭的关爱，组织的关怀，亲朋的关心，子女的孝顺，我都受到莫大的鼓舞与安慰，“风雨人生路，处处有亲人”，使我更有信心和毅力与癌魔做斗争。

定期复查，预防复发

定期复查是综合治疗的继续，也是科学评价治疗效果的重要方法。因为癌症的治疗效果是用年生存率来评价的。我做根治手术3个月后开始复查，一年做三四次复查，检查项目包括血常规、肺部X线片、肝功能、血清癌胚抗原（CEA）定性定量、B超、(肝、胆、脾、肾、腹主动脉淋巴结)、纤维结肠镜。3年后每半年检查1次，5年后每年检查1次，坚持至今。每次检查结果基本正常，未发现转移复发。由于我白细胞偏低、体质差，从第二年起停止化疗，坚持服中药调养，采用活血化瘀、软坚散结、补气补血、扶正去邪等方法辨证施治和注射人胚胎素、干扰素，以增强免疫功能。同时在医生指导下，有针对性的服用一些保健品，如西洋参、红参、灵芝、蜂王浆冻干粉、冬虫夏草、蛋白质粉、天然B族维生素等。

总之，一定要遵照医嘱定期复查，不要嫌麻烦、怕痛苦或认为没有发觉症状而疏忽大意，这样很容易贻误治疗而遭不测，最后悔之晚矣。

由于我坚持上述康复做法，十几年来精神愉快，饮食正常，癌症得到基本康复，健康状况有了很大进步。2001年11月，我参加市癌症康复协会，成为一名癌症康复工作志愿者，作为群体抗癌的一员，与癌友们聚会“话疗”，相互交流康复经验，心情舒畅，其乐无穷。2002 年 4 月原河池地区癌症康复协会授予我“抗癌勇士”光荣称号。我决心与全市癌友一道，为癌症康复事业献出自己的爱心。

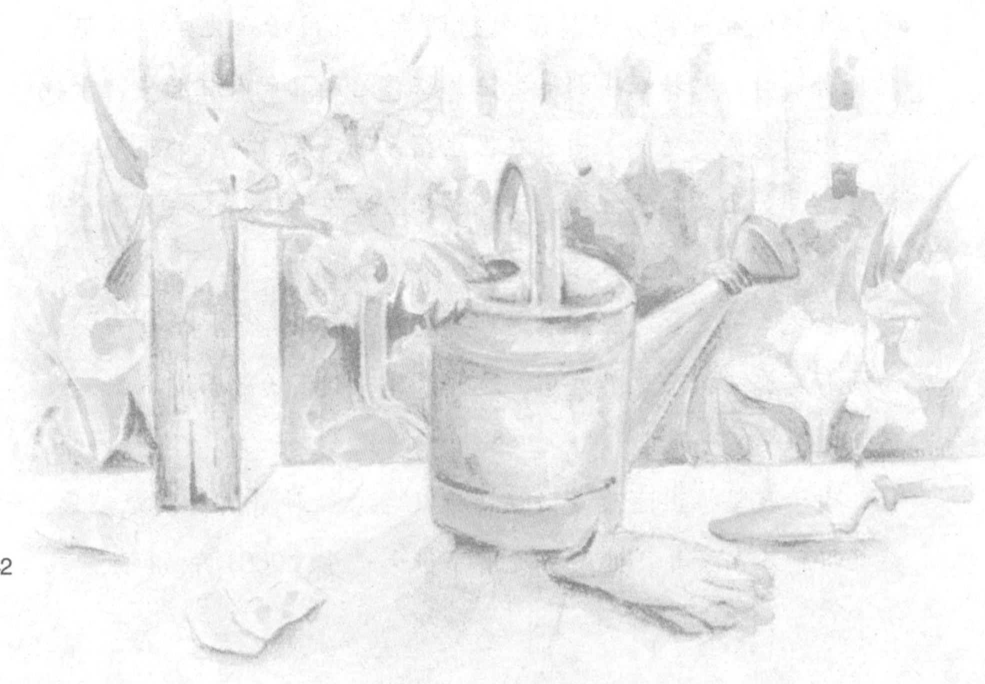

保持一个好心态

田守光

我们常说抗癌，与癌症做斗争。人得了癌症，就觉得走上了绝路，致使很多原本可以康复的患者，却因此走上了一条令人十分心痛的不归路，过早地离开了他们十分不愿意离开的亲人。

我今年66岁。32年前，我被诊断为喉癌。这些年的抗癌经历告诉我，癌症患者最重要的是保持一个好心态。

当时，我听说是喉癌的诊断，真的有如晴天霹雳。心一下就死了，或死了一大半，心死，精神就垮了。我在绝望与无助之下，做了全喉切除手术。全喉切除，就证明我今后再也不能说话了。我乱了方寸，紧张、害怕，不知以后的路怎么走。在短短的5个月里，我一共做了3次手术，绝望的我不知道自己还能活几天。在病区医护人员的开导下，我慢慢地冷静下来，根据自身情况，面对现实，积极治疗。

随着治疗效果越来越好，我的身体也慢慢地康复了，我从绝望、无助中又重新看到了光明，这使我又增加了活下去的勇气。在抗癌的这32年中，我总结出了以下几点：

1. 加强体能锻炼，进行有氧运动。调整好情绪，保持身心健康才能达到康复的目的。实践证明，癌症病人共同特点就是情绪低沉，思想压抑，从而削弱了免疫功能，对身体康复有很大影响。

2. 改变以前不好的生活习惯和饮食习惯。我常常问自己，在同样的环境下，别人不生病，我为什么患上重病？老天为什么对我这么不公平。后来我认真思考，这与我不良生活习惯也有很大关系。于是，我开始保持规律的生活，养成早睡早起的习惯，坚持适当的体育运动，做些力所能及的工作。饮食上，我本着过去爱吃的少吃些，多吃青菜、水果，不偏食，主食以杂粮为主。

3. 美满和谐家庭，也是战胜癌症的重要条件。我的妻子持家有道，后院平静、无事，我不受任何干扰，全身心投入治疗、康复，心情舒畅。平时自己也适当做些家务，既帮了妻子也锻炼了身体，增加了活下去的动力。可能是劫后重生的原因，现在我感觉自己是世界上最幸福的人。

在术后的康复期间，我参加了医院举办的无喉患者食管发音班，学会了用食管发音。能够重新开始说话，与人正常交流，这对我来讲是天大的事，这给了我重新回归社会的巨大的信心和勇气。

自此，我积极参加单位、社会组织的活动，帮助和我一样的病友，开导那些有不安情绪、恐惧心理的患者，进行沟通，清除顾虑，使他们相信“癌症不等于死亡”。鼓励癌友，珍惜生命，热爱生活，增强信心，战胜癌魔。重新回归社会。在这 32 年抗癌过程中，我有成功的经验，也有失败的教训。在此期间，我看到有不少癌症患者活下来，但更有很多的患者早早地离开了我们，永远地离开了我们。我苦苦阅读了很多有关方面的报章杂志，潜心学习了不少古今中外有关抗癌和养生方面的书籍，进行长时间深入细致的思索，用我所学到的知识去帮助别人。我还协助北京市、天津市、山西省、大连市、安徽省和浙江省等地医院办无喉患者食管发音班，使更多病友能重新讲话。

最后，我要谢谢为我治病的医务工作者，有了他们才有了我活下去的信念。我觉得有句话来形容他们再恰当不过了：爱在左，同情在右，走在生命路的两旁，随时播种，随时开花，将这一径长途点缀的花香弥漫，使得穿枝拂叶的人踏着荆棘不觉得痛苦，有泪可落却不觉悲凉。